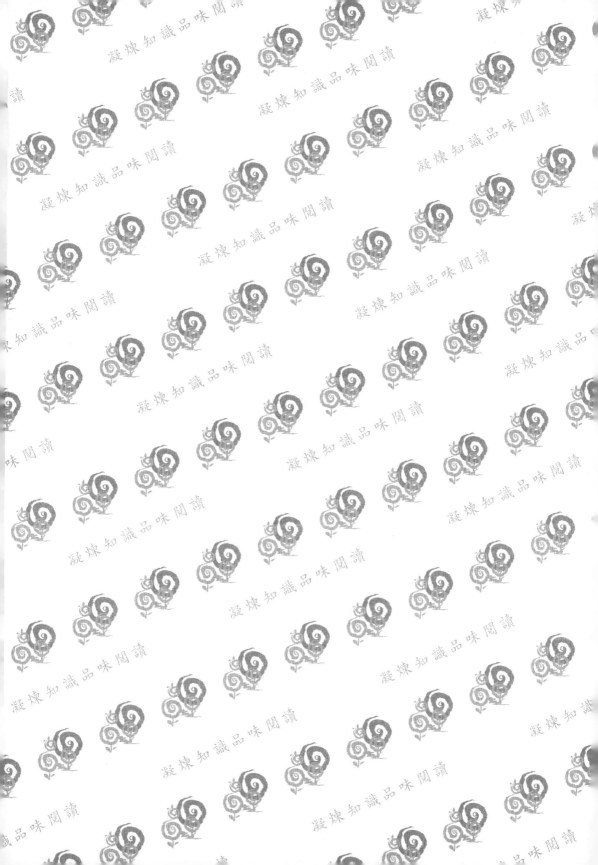

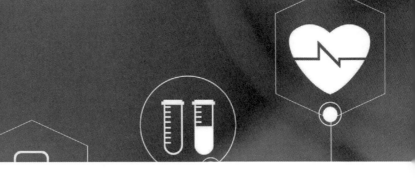

臨床創新
從點子到創新具體化的第一本書

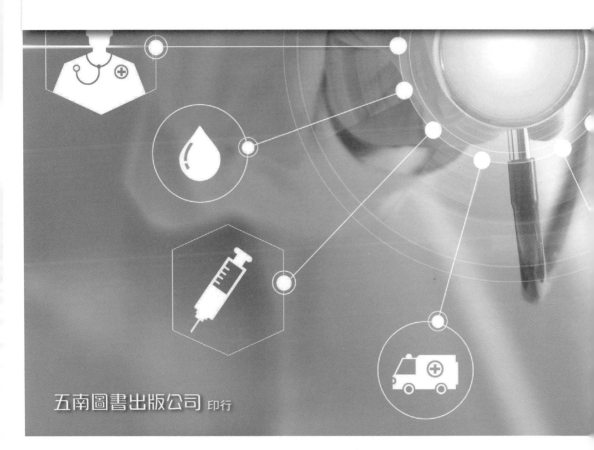

五南圖書出版公司 印行

推薦序一

　　2021 年 1 月剛來到臺中榮民總醫院，期許三大醫療努力方向：智慧醫療、尖端醫療、精準醫療。與各部科同仁聊天時，大家屢屢提到吳博士在創新研究的無窮熱情，豐富的研究成果及專利發表，獲得多項國家級發明獎項，並且對臺中榮民總醫院的未來發展充滿希望和信心。

　　後來在一次審查 AI 研究成果的清單上，發現吳博士等人所發表的「快速評估中重度睡眠呼吸中止之方法」，係採用簡單之變數即可以作為睡眠呼吸症之篩檢，讓高風險的民眾盡早接受治療，這方法相當的創新、且對民眾健康的幫助也很大，因此，對吳博士有了一份「實踐知識」的印象，並將創新落實在日常。

　　「創新」是臺中榮民總醫院的核心價值之一，但從創新到落地使用，則是充滿了時間的考驗與空間的挑戰，很多人因為遇到挫折或其他限制而裹足不前，徒失前功。這本書，提供了創新的點子具體化的目標與實踐的方法，可以鼓舞與推著點子向前邁進；此外，本書引用許多生活上的範例，章節之間相互呼應，閱讀起來毫不費力，特別推薦給有想法的您。

陳適安

臺中榮民總醫院院長

推薦序二

　　2020 年初爆發 COVID-19 疫情衝擊全球，過程中各項數據顯示 AI 醫療成爲科技醫療領域中發展的首位。臺灣的醫療體系在這波 COVID-19 疫情中，優異的表現成爲世界各國羨慕的目標。這個現象更凸顯醫療品質與病人安全的理念，在臺灣的醫療體系深厚的潛力，尤其面對高齡化社會，醫療與科技跨界整合的發展智慧醫療，是迫切需要加速發展。醫療照護及資通訊科技爲臺灣最具實力的兩大產業，COVID-19 疫情也展現出醫療與科技跨界整合的必要。

　　然而帶動醫療創新投入健康照護，進而使醫療與科技的跨界整合，最佳的方式之一，常是由第一線的醫療人員來啟動，在每天面對病患照顧時，爲改善現有的照護模式而激發的創新構想，本書正是可以幫助智慧醫療臨床創新：從點子到創新具體化，難得一見的好書，如何由無到有，尤其介紹了相關的法條、資源的尋找、產品的展示與相關競賽、案例分享，俗話說「喜歡就不會累」，希望本書能幫助志同道合的天才們，讓臺灣優質且實用的智慧醫療創新，結合科技廠商促成醫產雙方的交流與鏈結，提升臺灣智慧醫療，創造更高價值。

張繼森
臺中榮民總醫院醫療副院長

推薦序三

　　認識明峰要從臺中榮總的法律顧問說起，明峰在肺功能檢測領域是道道地地的「發明家」及「靈感師」，本書記載著一個從無到有的創新經驗分享，是個引領，也是個啟發。

　　創新代表人類發展的無限可能，而明峰醫檢師的臨床觀察與創新，從培養創新具體化的習慣，以及如何結合跨領域的知識工具，雛型品的展示與 ATLife 臺灣輔具暨長期照護大展各種經驗分享等，代表他對現有事物的突破與不設限，閱讀本書，您也可以學習像他一樣，從日常生活或工作中找到創新有趣的好視角！

　　預告就到這，否則變成劇透了。下一步，就讓明峰醫檢師與他豐富的臨床觀察，好好開啟你的眼界。

李萬明

執業律師

作者簡介

吳明峰

現職

臺中榮民總醫院內科部醫檢師（2010/11～）

中臺科技大學醫學檢驗生物技術系部定副教授（2020/09～）

中華民國醫事檢驗學會醫事檢驗臨床指導教師（2011/04～）

臺灣睡眠醫學檢驗學會睡眠醫檢師（2008/07～）

臺灣睡眠醫學學會睡眠技師（2008/03～）

學歷

國立中興大學電機工程學系博士班（2007/09～2013/06）

亞洲大學資訊工程學系研究所（2004/09～2006/06）

中山醫學大學醫事技術學系（1993/09～1997/06）

經歷

臺灣臨床生理檢查技術學會第一屆常務理事（2014/08～2017/08）

中臺科技大學醫學檢驗生物技術系部定助理教授（2014/07～）

臺中榮民總醫院產官學合作研究發展管理會委員（2012/01～2013/12）

中臺科技大學 100 學年度業界專家（2011）

臺灣睡眠醫學檢驗學會第一屆常務理事（2007/03～2010/03）

臺中榮民總醫院內科部醫檢生（2001/11～2010/10）

署立臺中醫院病理科研究助理（2000/09～2001/06）

臺中榮民總醫院病理部技術士（1999/09～2000/06）

吳杰亮

現職

臺中榮民總醫院重症醫學部主任（2020/01/20～）

臺中榮民總醫院智慧醫療委員會執行長（2021/04/01）

中華民國重症醫學會第八屆監事（2019）

台中市醫師公會第 26 屆監事（2020）

台灣醫療品質協會理事（2020）

第 18 屆台灣胸腔暨重症加護醫學會理事（2020）

學歷

國立陽明醫學院醫學系（1981～1988）

國立中興大學生命科學系博士（2002～2009）

經歷

臺中榮民總醫院胸腔內科主治醫師（1997～2005）

臺中榮民總醫院呼吸治療科主任（2006/09～2011/07）

臺中榮民總醫院嘉義分院內科部主任（2011/08～2014/01）

第 16 屆台灣胸腔暨重症加護醫學會理事（2014/12～2017/12）

第 8 屆台灣醫療品質協會秘書長（2014/09～2017/09）

第 9 屆台灣醫療品質協會秘書長（2017/09～2020/08）

臺中榮民總醫院醫務企管室主任（2015/12～2017/12）

臺中榮民總醫院品質管理中心主任（2014/01～2020/01）

台中市醫師公會第 25 屆理事（2017～2019）

中華民國重症醫學會第七屆理事（2016～2019）

沈祖望

現職

逢甲大學自動控制工程學系主任（2019/08～）

逢甲大學自動控制工程學系副教授（2018/08～）

逢甲大學生醫資訊暨生醫工程碩士學位學程合聘（2018/08～）

國立東華大學創新育成中心企業輔導顧問（2018/06～）

財團法人潘文淵文教基金會董事（2014/10～）

中華民國生態型市民農園發展協會理事（2020/09～）

學歷

美國威斯康辛大學麥迪遜校區生物醫學工程博士（1999/08～2005/05）

美國威斯康辛大學麥迪遜校區電機電腦碩士（1996/08～1999/05）

伊利諾理工學院電機工程碩士（1993/08～1994/12）

經歷

國家實驗研究院，台灣－史丹福醫療器材產品設計人才培訓計畫 STB（2012/06～2013/07）

國立東華大學全球運籌管理研究所兼任副教授（2017/02～2017/07）

逢甲大學創能學院智慧物聯網場域主持人（2019/08～2021/07）

慈濟大學醫學資訊學系（2005/06～2018/07）

教育部第二屆高科技專利取得與攻防種子教師

ISO 13485 完全品質保證訓練

歐盟體外診斷醫療器材指令實務訓練

歐盟醫療器材指令與技術文件撰寫實務

中華民國生醫工程師證照（2007）

醫資管理師證照（2008）

林世永

現職

台杉投資管理顧問公司生技基金事業處投資協理（2020/07～）

學歷

國立成功大學醫學工程研究所博士（2010/09～2015/06）

經歷

台杉投資管理顧問公司生技基金事業處投資協理（2021/08～）

台杉投資管理顧問公司生技基金事業處資深投資經理（2020/07～2021/07）

生醫商品化中心協理（2018/02～2020/06）

工研院生醫所工程師（2018/01～2020/06）

工研院資通所工程師（2015/09～2017/12）

台灣生技整合育成中心專案經理（2013/08～2018/02）

工研院南分院工程師（2009/03～2015/09）

工研院技術移轉中心業務經理（2007/07～2009/03）

經濟部生醫產業推動辦公室副研究員（2005/08～2007/07）

高雄長庚醫院、中山醫大復健醫院物理治療師（1999/06～2003/06）

莊家峰

現職

國立中興大學電機工程學系特聘教授（2009/8～）

國際電機電子工程師學會（IEEE）計算智慧學會傑出講座（2020/1～）

國際電機電子工程師學會（IEEE）會士（2019/1～）

中華民國系統學會理事（2021～）

中華民國自動控制學會理事（2016～）

中華民國模糊學會理事（2012～）

學歷

國立交通大學控制工程學系博士（08/1994～06/1997）

國立交通大學控制工程學系碩士（08/1993～07/1994）

國立交通大學控制工程學系學士（09/1989～06/1993）

經歷

國際電機電子工程師學會（IEEE）計算智慧學會台北支會主席（2017/01～2018/12）

國立中興大學電機工程學系教授（2007/2～2009/7）

國立中興大學電機工程學系副教授（2003/8～2007/1）

國立中興大學電機工程學系助理教授（2001/8～2003/7）

溫志煜

現職

國立中興大學電機工程學系特聘教授（2017/08～）

國立中興大學圖書館館長（2021/08～）

學歷

美國威斯康辛大學電機工程博士（2001/09～2005/06）

美國威斯康辛大學電機工程碩士（2001/09～2002/12）

國立成功大學電機工程碩士（1995/09～1997/06）

經歷

國立中興大學電機工程學系系主任（2016/08～2019/07）

國立中興大學工學院工程科技中心主任（2015/08～2016/07）

國立中興大學電機工程學系／通訊所教授（2015/02～）

國立中興大學電機工程學系／通訊所副教授（2010/08～2015/01）

國立中興大學電機工程學系／通訊所助理教授（2006/02～2010/07）

美國威斯康辛大學電機電腦工程學系計畫助理（2002/09～2005/05）

作者序

　　創新是知識的產物，也是點子的匯集。如何讓創新產生其影響力，並衍生出正向的回饋，具體化是一個既明確又可行的方法。本書提供了從點子到創新具體化的標地，引證可能會面臨的規定，同時輔以案例跟相關的工具與資源，讓讀者從生活中培養習慣，輕易地完成自己創新的作品。

　　本書引用的資料與內容，雖已校稿多次，但專利法規、醫材條文以及網站資源等，均不斷地做更新，疏漏在所難免，還請讀者多給予指導與回饋。很感謝家人給予時間上的支持，以及莊家峰特聘教授、溫志煜教授、沈祖望教授跟林世永博士提供專業章節的馳援，讓本書涵蓋面向更為寬廣；也感謝院長、副院長與友人的推薦，增加了本書的分量。

吳明峰

2021.07.27

目 錄

第一章 緒 論

　　創新是由點子集合而來，若創新受到保護、受到鼓勵，將會產生正面循環的影響力。本章介紹整本書籍的編排結構，以窺見從點子到創新具體化的輪廓。

——吳明峰

　　「知識」是現今社會決定競爭優勢的因素，相對於傳統農業或礦業，其所帶來的經濟效益以及影響力，都來的更為直接以及迅速[1]。尤其是醫院端的臨床照護，更是如此。民眾若有需要到門診就醫，從掛號系統的資料訊息交換、疾病診斷與檢查、藥物治療或復健，乃至於後續追蹤的指標，每一個部分都是知識的堆疊；當生病住院，所要監控的生理訊號、傷口的護理技術、呼吸器使用，甚至是葉克膜或氣管鏡操作等等，也都是需要知識不斷的累積與更新，才能將健康照護的品質作到最好。

　　2019 年所爆發的新型冠狀病毒（Coronavirus disease 2019, COVID-19）[2,3]，已造成全球一億多人確診，以及好幾百萬人的死亡。這一個大流行性疾病，造成世界各方面的動盪不安，也影響全球經濟發展甚鉅。然而，透過專家對感染路徑的解謎，採取公衛防治、病毒結構的發現，以提供快速篩檢的方法，了解感染途徑與人體免疫的作用，藥物跟疫苗也大步的進行。這些知識的凝聚，終於控制了這場流行的疾病。這些防護與診治的整個過程，花費鉅資，更是知識經濟力量最典型的範例。

　　圍堵或防治「新型冠狀病毒散播」的手段與方法，是知識，也是一種「創新」。這些製造疫苗或者是口罩等廠商之創新產品，可能因為需求面而衍生了「知識經濟」。但是，投注研發成本的廠商或學研單位，若沒有將這些創新做具體化的保護，使其有所回饋，其他競爭對手有機會輕易地去模仿，透過模仿不斷製造出的大量產品，便會排擠了原創者的市場，則如此辛苦所得的創新之成果，最後可能連成本都無法回收，屆時勢必將無法支撐投注的研發成本。這也就是為什麼創新需要被保護，對於產業是如此的重要。

　　然而，針對收穫滿盈的創新之舉，可能很多人都會沾功，也可能爭奪姓名之表示權，或者申請人的權益而衍生糾紛；此外，也有自許創新之舉，但此產品或方法可能在全世界流傳許久，只是當事者尚不知情。更有

者，一不察情而採用到先前已有之技術或手段，並參與競賽而得獎，原本美事一樁，卻可能背上盜用之名。凡此種種，時有所聞，極可能在創新過程中會遭遇到的。

創新可以被保護的方式，就是最佳具體化的標的。本書內容從點子一產生的當下，到可具體化目標的設定，以及產品上市的過程（圖 1.1-1），提供相當豐富的範例與說明，可以導引讀者如何培養習慣，讓創意生活化。此外，由於科技的進展，我們從簡易的數位訊號（digital signal）觀念推展到無線感測網路（wireless sensor network, WSN）[4,5]，用以介紹物聯網（Internet of Things, IoT）[6] 跟人工智慧（Artificial Intelligence, AI）[7]，這些章節是非常有用的工具。讀者可以將這些概念套用到萌芽的點子上，除了可以進行實際的練習外，也可以嘗試進行雛型品的製作。

雛型品進展到產品，最後上市的規格與功能，可能與點子時候的概念或雛型品差異非常大，本書也提供如何尋找適合的資源，在更新或優化的

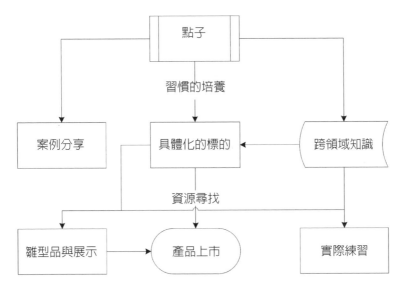

圖 1.1-1　本書章節安排與關聯圖

時候提供必要的助力；同時，本書也進行了不同面向的案例，提供讀者在整個發展決策過程，有選擇的決定。章節這樣的安排，主要目的是培養此一創新具體化的習慣，讓每一個點子，都有機會成爲經典的傳奇。

重點整理

- 知識，是現今社會決定競爭優勢的因素。
- 創新可以被保護的方式，就是最佳具體化的標的。

參考文獻

1. 李揚。知識經濟淺介。國立高雄大學經濟管理研究所。

2. World Health Organization. WHO coronavirus disease (COVID-19) dashboard. Available at https://covid19.who.int. Accessed 1 August 2020.

3. Oxford COVID-19 evidence service. Available at https://www.cebm.net/oxford-covid-19-evidence-service. Accessed 1 August 2020.

4. MousavinezhadSH, Abdel-QaderIM. Digital signal processing in theory and practice, Frontiers in Education Conference 2001. 31st Annual, vol. 1, pp. T2C-13, 2001.

5. Andreu D.Design and implementation of a testbed for IEEE 802.15.4 (ZigBee) protocol performance measurements. Proceeding of Journal on Wireless Communications and Networking, vol. 2010, pp. 1687–1699, and Master Degree Project. Supervisor, Pangun Park, Stockholm, Sweden, 2011.

6. Mohammed MN, Syamsudin H, Al-Zubaidi S, A K S, Ramli R, Yusuf E.Novel COVID-19 detection and diagnosis system using IOT based smart helmetInt J PsychosocRehabil, 24 (7), 2020.

7. Fei Y, and Li W.Improve artificial neural network for medical analysis, diagnosisand prediction. Journal of Critical Care, 40, 2017: 293.

第二章 創新的重要性

創新是針對既有問題的改善對策，涵蓋了各行各業，當然也包含了臨床醫療。在這章節，作者將介紹創新在知識進步扮演的角色，也分享了創新對於個人重要性以及對團體的影響力。

——吳杰亮

2.1 創新的定義

創新是指創造、開發和實施新產品、過程或服務；其目的是提高效率、效力或競爭優勢。在維基百科裡，創新的定義是推出新事物，或是以現有的思維模式，提出有別於常規或常人思路的見解，利用現有的知識和物質，在特定的環境中，本著理想化需要或為滿足社會需求，去改進或創造新的事物、方法、元素、路徑、環境，並能獲得一定有益效果的行為[1]。

2.2 醫療創新促進人類健康

在各行各業都談創新，醫療機構健康照護也不例外。Clifford A. Pickover 所著 *The medical Book* 一書，記錄 250 則醫學歷史發展的重要里程碑，從紀元前巫師醫師、小便分析、縫合、放血、流產術等，到近百年的醫學重大發明：1903 年心電圖、放射線治療、1922 年胰島素的商品化、1928 年鐵肺的發明應用、盤尼西林的發現、1943 年的透析、1953 年發現 DNA 結構、心肺機、1955 年小兒麻痺疫苗、1956 年骨髓移植、1958 年心臟節律器、髖關節置換術、1963 年肝臟移植、肺臟移植、1967 年電腦斷層、心臟移植、1973 年正子造影（Position emission tomography, PET）、1977 年磁振造影（Magnetic Resonance Imaging, MRI）、1981 年腹腔鏡手術、1983 年聚合酶連鎖反應（Polymerase Chain Reaction, PCR）技術、1990 年基因治療、2000 年 Robotic surgery、2003 年人類的全基因解碼[2]。

醫療照護是各專業的整合，包括醫療的診斷和處置技術、護理照護、藥物發明、醫療儀器設計、醫材開發、照護服務流程新設計等，各領域都需要研究創新，大部分的創新成果論文在醫學期刊登載發表，從

PubMed 的搜尋，可見到醫療各領域的研究創新的蓬勃發展，如同 Clifford A. Pickover 所著一書，我們看到逐步累積的成果，促進人類健康。

　　世界衛生組織闡述「健康創新」（Health Innovation）是新的或改進的健康政策、系統、產品和技術，可以改善人們健康和福祉的服務和提供的方法。透過創新改善應對未滿足的公共衛生需求，特別聚焦關注弱勢群體的需求，提高效率與有效性、維護品質和可持續性提供、確認安全性和負擔能力等形式來增加創新的價值。健康創新可以提供預防性、促進性、治癒性和復健，或輔助性照護。世衛組織致力於健康創新，在可持續發展目標的範圍內，實現全民健康[3]。

2.3 創新對機構的影響

1. 企業機構永續經營的關鍵：創新

　　管理大師彼得杜拉克有句管理名言：「不創新、就等死」，一語道破企業追求永續經營，創新勢在必行，但這是管理者最難的決策之一。在 Clayton M. Christensen 所著的「創新的兩難」為什麼頂尖的績優企業會失敗，為了企業的最大利潤，投資與科技或創新過度集中在重要客戶需要，忽略突破性科技的發展應用，不知不覺中錯失良機，導致企業的衰敗，硬碟產業的興衰史是一個重要的案例[4]。在創新的路上，除了增加功能的漸進性創新，和顛覆性產品的激進型創新外，樂高公司和開特力飲料，也面臨企業衰退，但以另外一種形式創新，互補性的創新，改變企業的命運。樂高引入故事玩樂體驗，開特力發展幫助運動員發揮最佳表現的飲料[5]。創新不只需要了解顧客的需求，更要了解顧客選擇這個產品做什麼？也就是要了解顧客使用產品的用途，在什麼情境下使用，遠勝過拼命改善產品的功能和特色[6]。

2. 重視顧客需求發展創新

在各種形式的創新中，在產品功能或性能上所投入的創新，創造的價值最小，相較起來投入在顧客體驗服務上所創造的價值最大[7]。在創新用途理論一書中，論述不能只有破壞性創新，重點不是產品，而是顧客想要的進步，發覺顧客要完成的任務，聽出顧客沒透露的心聲。這些創新的需求，呼應目前廣爲應用的創新模式：設計思考（Design Thinking）。設計思考強調從觀察、研究顧客出發，來指出眞正的課題，不急著解決表面的問題，從觀察訪談中重新定義問題，發展概念，透過快速製作原型，將發展出的產品視覺化，和利害關係人溝通並快速學習修正[7]。

3. 醫療機構的追求卓越的關鍵：創新

梅約診所醫學中心（Mayo Clinic）是美國明尼蘇達州羅徹斯特的一所醫療機構，老梅約醫師（William Worrall Mayo）來自英國，於 1863 年在羅徹斯特成立一家小診所，成立至今超過 150 年，Mayo Clinic 已成爲全世界第一個整合多重學科的綜合醫院。「病人的需求至上」（The needs of the patient come first）是梅約診所的核心價值，也是全院人員的座右銘。他們成立一個創新中心（Center For Innovation），這是一個新創意孕育中心，設計符合病人需求的臨床照護模式，發展成熟後提供病人使用。這個創新中心採用設計思考模式、以人爲本、好奇心及團隊合作的文化進行創新研發，提出「Think Big-Start Small-Move Fast」的創新研發概念，是我們學習的楷模[8]。

麻省總醫院（Massachusetts General Hospital, MGH）建立於 1811年，位於波士頓，是美國哈佛大學醫學院最早、也是規模最大的教學附屬醫院，全美歷史最悠久的三所醫院之一。有設置研究創新機構（Mass General Research Institute），建立卓越、同理、突破的科學成就的創新文

化，在實驗室、在門診、在床旁，利用最新的技術，促進每個階段的創新發明。寫下醫學發展的許多第一，例如第一個全身麻醉、第一個 X 光照相、MRI 的技術發明等[9]。

約翰霍普金斯醫院（Johns Hopkins Hospital）位於美國馬里蘭州巴爾的摩，是一家大型綜合醫院，曾連續 23 年獲評《美國新聞與世界報導》全美最佳醫院。約翰霍普金斯醫院創立於 1889 年，是約翰霍普金斯大學的教學與科研醫院。成立 Technology Innovation Center，結合世界級的科學家和醫師，再創健康照護，實現醫學承諾，開創數位健康照護[10]。

臺中榮民總醫院成立於 1982 年，願景是「全人智慧、醫療典範」，其核心價值是愛心（Compassion）、品質（Quality）、創新（Innovation）、當責（Accountability）。同樣重視創新，除了傳統的研究部，設立品質管理中心。臺中榮總的品質管理中心建立品質管理系統，推動各項創新，持續循環提升醫療品質，維護病人安全。提出「飛輪管理系統」獲得 2018 年國家品質標章（Symbol of National Quality, SNQ），和 2019 年國家醫療品質獎卓越中心的肯定。在飛輪管理系統中，研究與創新是管理學循環的一個重要步驟[11]。

從上述傳統企業、科技產業、到醫療機構的故事與案例，我們不難體會到企業的永續經營，醫療機構的持續卓越，雖然影響的因素有很多，但都有一個共同的重要元素，那就是「創新」。創新改變，掌握顧客或服務對象的需求，有效管理漸進性創新和破壞性創新。以使用者需求用途確認的設計性思考創新模式是可以依循的創新框架。

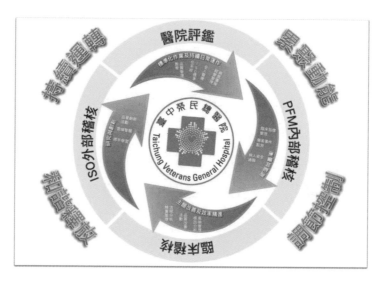

圖 2.3-1　飛輪管理系統 [11]

2.4 創新對醫療專業個人影響

在 Clayton M. Christensen 所著的《創新者的 DNA》，我們看到大家熟悉的創業典範，蘋果的賈伯斯、亞馬遜的貝佐斯、寶僑公司的雷富禮等。他們都具有下列特質 [12]：

聯想：將不相關的領域、問題或構想連結起來。

疑問：隨時提出疑問，觸發新的洞察、連結、可能性和方向。

觀察：觀察周遭世界，更留意消費者需要，提出更好的做法。

社交：與觀點、領域不同的人對談，接觸不同思考風格。

實驗：不短試驗新構想，驗證創新概念是否可行。

根據作者的觀察，以醫療背景的專業人員而言，持續創新研究會帶來學習成長的正向效應。

1. 結合工作和興趣同步發展：觀察周遭事物，提出問題，透過實驗驗證想

法，把例行工作轉化成創造的素材，獲得成就感，讓工作成為有趣的事。

2. 成為同儕的標竿：透過臨床照護過程中的觀察，提出問題，建立假說，並進行實驗，取得結論，並發表相關論文。對於病人的照護，因為細膩的觀察與回饋，獲得病人的尊重，持續的論述提出，加速照護經驗的累積，建構發展專業理論，成為同儕的標竿。

3. 成為單位的領導人：企業需要找到能夠用不同方式思考、好奇、願意冒險、對於新東西有興趣的人，這樣的人才具有創新能量，是具有領導力的訊號，我們也不難看到國內各大醫院的領導者具有這樣的特質。

　　每個人的聰明才智不同，但如果學習掌握 Clayton M. Christensen 提出的這五項技巧，可以提升自己的創新能力，成為機構團隊的關鍵人物，更有機會達到馬斯洛理論的五個需求：生理需求、安全需求、社交需求、尊嚴需求和自我實現。創造財富或許就水到渠成。

重點整理

- 創新是指創造、開發和實施新產品、過程或服務；其目的是提高效率、效力或競爭優勢。
- 管理大師彼得杜拉克有句管理名言：「不創新、就等死」。
- 在各行各業都談創新、應用創新，醫療機構健康照護也不例外。

參考文獻

1. Innovation. Available at: https://en.wikipedia.org/wiki/Innovation. Accessed 1 January, 2021.

2. The Medical Book, Clifford A. Pickover. Barnes & Noble, Inc. 122 Fifth Avenue New York, NY 10011 (ISBN 978-1-4351-4804-8)

3. Innovation. Available at: https://www.who.int/topics/innovation/en/. Accessed 1 January, 2021.

4. 克雷頓克里斯丁生（Clayton M. Christensen）著，吳凱琳譯。創新的兩難，商周出版城邦文化事業股份有限公司，2020.10.30二版（ISBN 978-957-667-610-9）。

5. EMBA雜誌，2017(372)：page 77-89。

6. 克雷頓克里斯丁生（Clayton M. Christensen）等著，洪慧芳譯。創新用途理論，天下雜誌股份有限公司出版，2020.08.18第一版第六次印行（ISBN 978-986-398-263-0）。

7. EMBA 雜誌，2012(316)：page 77-87。

8. Mayo Foundation for Medical Education and Research.Center for innovation. Available at: http://centerforinnovation.mayo.edu/mayo-clinic-app/. Accessed 1 January, 2021.

9. https://www.massgeneral.org/research/about/overview-of-the-research-institute. Accessed 24 January, 2021.

10. Technology Innovation Center. Available at: https://www.hopkinsmedicine. org/technology_innovation. Accessed 5 January 2021.

11. 臺中榮民總醫院編著。醫療品管圈——從理論到實務。合記圖書出版社。2019.05出版。（ISBN 978-986-368-292-9）。

12. 克雷頓克里斯丁生（Clayton M. Christensen）等著，李芳齡譯。創新者的DNA。天下雜誌股份有限公司出版，2017.08.02 第二版第一次印行（ISBN 978-986-398-265-4）。

第三章 創新具體化的方式

透過前一章節的介紹，我們知道創新是知識進展的重要推手；但是這重要的元素，勢必要透過具體的方式，才能產生更大的力量。本章節透過案例，來說明可具體化的標的，讓讀者可以儘早設定研究成果之方向。

——吳明峰

　　由於點子（idea）源自於思考，就像個火苗可以催生很多有意義的事情。這樣一連續創新的過程，或者產生有價值的成果，就是一種「無形資產」。本章節在闡述創新具體化的標的，讓「無形資產」可以被保護，提供讀者創新具體化可以實踐的目標。

3.1 無形資產與智慧財產權

　　一般我們可以想到的資產，大致上是「有形」且具體可見，如土地、房子等不動產；或者現金、股票、珠寶等動產。但人類的文明發展史中，基於思想進行創作活動而產生的，在精神上或智慧上的無形產物，例如書籍（如學術論文或小說）、音樂（如曲詞創作）、畫作（如國畫、油畫、漫畫）、網站、電腦軟體、專利或商標等，即所謂的「無形資產」[1-2]。

　　而根據財務會計準則公報第三十七號所規範之無形資產[3]，必須具有可辨認性（指無形資產可與企業分離並個別處分，或係由合約或其他法定權利產生）、可被企業控制（指企業有能力取得無形資產所流入之未來經濟效益，且能限制他人使用該效益）並且具有未來經濟效益（係指企業可因使用無形資產而獲得利益等三大條件。此無形資產，包括了專利權、非專利技術、商標權、著作權、土地使用權、特許權等。

　　國家以立法方式，保護人類精神智慧產物，賦予創作人得專屬享有之權利，就叫做「智慧財產權」（Intellectual Property Rights, IPR）[2,4]。其包括了：著作權、商標權、專利權、工業設計、積體電路電路布局（Integrated Circuit, IC）、鄰接權、植物種苗、營業祕密與不公平競爭等。上一段無形資產所言之書籍或音樂等，屬於「智慧財產權」之著作權保護範圍。關於智慧財產權立法目的，在於透過法律，提供創作或發明人專有排他的權利，使其得自行就其智慧成果加以利用，或授權他人利用，

以獲得經濟上或名聲上之回報，鼓勵有能力創作發明之人願意完成更多更好的智慧成果，供社會大眾之利用，提升人類經濟、文化及科技之發展。

　　詮釋無形資產的涵蓋層面並不完全一致（圖 3.1-1），但專利權、商標權與著作權是智慧財產權交集的項目，且因有立法保護，具有一定的準則，因此，是本書提供一般社會大眾以及非研發部門等人士，當具有創新的想法時，可以具體化的三大標的。更重要的是，可以藉由這些知識的交流，思索具體化實踐的步驟，以及評估的事項，將可以降低創新具體化的時間與經費成本。

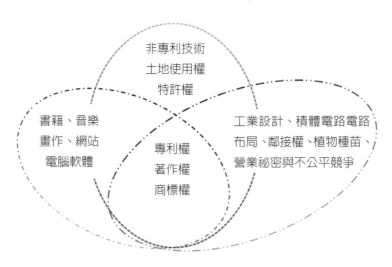

圖 3.1-1　不同定義之無形資產與智慧產權內容交集圖

3.2 著作權

　　記得在醫學院唸書的時候，我們系上有不錯的讀書方式就是「共同筆記」，簡稱「共筆」；每個小組成員自己認養有興趣的章節，或者被賦予

使命必達的內容，製作出讓凡人可以理解的筆記來領悟教授的思想，這對於我這慧根不足、領悟力較慢的人，當然是種福音，於是我們這組完成了分配的內容，並裝訂成冊。看著如此精簡、圖文並茂的內容，就引起未參加製作的同學之興趣，也想來影印使用。

回想那一個參與社團、晚上要跟實驗、正課仰賴共筆作複習的美好年代，無意間卻發現了「共筆」其實就是《著作權法》[5]第 8 條所謂的「集體著作」；當我們完成共筆時，即享有著作權。這鮮活的例子，進一步可以說明教師上課內容，是第 5 條所例示的「語文著作」。而我們的共筆，並非只是將授課內容單純抄寫，而是加上插圖、閱讀順序跟背誦心法，為第 6 條所說明的「衍生著作」，享有著作權的保護。幾位想要影印共筆的同學若為自己使用，最好的方式是獲得共同著作人全體的同意，方得為之。話說回來，如果當時知道這已是著作權的具體化，那應該會下定決心寫好一點，說不定可以登上熱銷排行吧。

當有一個點子的時候，我們可能會採用很多種方式來作呈現，進一步整理而完成發表，即為「著作」，並受《著作權法》之保護。茲將著作權法第 5 條的例示與範例整理如表 3.2-1：

表 3.2-1　著作權法之著作例示

例示	內容或範例[6]
語文著作	詩、詞、散文、小說、劇本、學術論述、演講等
音樂著作	曲譜、歌詞等
戲劇、舞蹈著作	身體動作詮釋劇情、身體為一系列有韻律感的動作
美術著作	繪畫、素描、書法、雕塑、美術工藝品等
攝影著作	照片、幻燈片及其他以攝影之作品

例示	內容或範例[6]
圖形著作	地圖、圖表或工程設計圖等
視聽著作	電影、錄影、碟影、電腦螢幕上顯示之影像等
錄音著作	藉機械或設備表現系列聲音,而能附著於媒介物上之著作
建築著作	建築設計圖、建築模型、建築物等
電腦程式著作	以電腦產生一定結果為目的,所組成指令組合之著作

　　一看到這麼多可以具體化的標的,對於點子無非是種福音,主要是因為有了終端的發表形式,讓思想創作得以朝著方向前進。然而,在這過程,要留意的文可不少,比方著作權利之歸屬,以及形成著作的參考引用等等,都是很重要的環節。

　　碩、博士論文是常見的著作,並受《著作權法》保護之對象,它也是教育訓練很重要的一環。在歸屬權方面,若指導教授僅是觀念指導,並無參與研究設計與修改,而由學生完成論文,則著作權屬於學生之單獨著作[7];相對的,若指導教授除指導外,也參與實驗設計跟內容的表達,則該論文為指導教授與學生之共同著作,共同享有著作權。至於學校或圖書館依據《著作權法》第 48-1 條,則得以重製依學位授予法撰寫之碩士、博士論文之摘要[5]。實際上,有不少撰寫中的碩、博士論文之研究具有很棒的發現或很高的應用價值,其某部分在畢業前可能發表在期刊上。根據《著作權法》第 41 條[5],著作人將文章投稿於新聞、雜誌(如期刊)或授權公開播送著作者,除另有約定,否則刊物出版商只有刊載或公開播送一次之權利,著作人之著作財產權並未喪失。也因此,著作人可以將文章做任何利用,比方編排至個人出版的專書、轉貼到網站,或者授權他人使用

等等，皆毋需經過刊物出版商之同意[8]。然而，若涉及自我抄襲或一稿兩投，則可能違反學術倫理的規範[9]，這部分則需特別留意。

此外，出版商對於整份期刊之各篇的論文編排，或者單篇論文繪圖的美術設計，即享有著作權。但對於單篇論文的文字排版，由於是針對事實上的編輯，並不屬於「編輯著作」的範疇，也因此不會享有著作權。

至此，當您將點子匯集成一份著作，包含「論文」、「小說」、「樂譜」、「建築設計圖」或「電腦程式」等等，都受到了《著作權法》的保護，當發表後，除非與出版商另有約定外，這些著作人仍擁有著作權，也因此可以匯集至個人專書或網頁內容等等。而此著作財產權，存續於著作人生存期間及其死亡後五十年（共同著作則存續至最後死亡之著作人死亡後五十年）[5]。

至於在上課時候，教師所編輯之講義內容可能來自於別的專家的演說整理之觀念，這專家之演講，係為「語文著作」。由於著作權所保護的為「敘述」，而透過語言或文字所傳達的「觀念」，則不受著作權法的保護。因此，當教師完成另一次口頭演講或另一篇文字著作，即便題目大致相同，那仍是另一份不同的「語文著作」，並未侵害先前專家之著作權[10]。此外，《著作權法》第46條：「依法設立之各級學校及其擔任教學之人，為學校授課需要，在合理範圍內，得重製他人已公開發表之著作」，以及第52條：「為報導、評論、教學、研究或其他正當目的之必要，在合理範圍內，得引用已公開發表之著作」[5]說明了著作財產權之限制。因此，在教學上面，並不需要太擔心這些「合理使用」是否會造成著作財產權的侵害。但基於著作之人格權，作一適當之引用，那是最好了。

上述有關「合理使用」，仍應審酌一切情狀，並以「1.利用之目的及性質，包括係為商業目的或非營利教育目的 2.著作之性質 3.所利用之質量及在整個著作中所占之比例 4.利用結果對著作潛在市場與現在價值之

影響等。」做爲判斷的標準[5]。倘若將著作以各種檔案格式加以掃瞄、儲存於數位硬碟，甚至將電子檔案作列印，則於著作權法上的「重製」行爲。

重點整理

- 點子（idea）源自於思考，就像個火苗可以催生很多有意義的事情。
- 專利權、商標權與著作權是可以具體化的三大標的。
- 碩、博士論文是常見的著作，並受《著作權法》保護之對象。

參考文獻

1. 羅炳榮。智慧財產價格評估。智慧財產季刊第四十二期。44-74頁。
2. 李明陽。什麼是智慧財產權，對創業家爲什麼重要？安侯建業聯合會計師事務所（KPMG）2018。Available at: https://home.kpmg/tw/zh/home/insights.html. Accessed 15 May, 2020.
3. 張仲岳等（財團法人中華民國會計研究發展基金會財務會計準則委員會）。無形資產之會計處理準則。1-39。
4. 章忠信。智慧財產權基本思維。著作權筆記。2014。Available at: http://www.copyrightnote.org/index.aspx. Accessed 3 June, 2020.
5. 著作權法，民國108年。Available at: https://law.moj.gov.tw/LawClass/LawAll.aspx?PCode=J0070017. Accessed 3 June, 2020.
6. 經濟部智慧財產局。著作權基本概念篇：1~10。Available at: https://www.tipo.gov.tw/tw/cp-180-219594-7f8ac-1.html. Accessed 3 June, 2020.
7. 周倩、潘璿安、薛美蓮。學位論文相關的著作權問題。Available at: https://ethics.moe.edu.tw/files/resource/knowledge/knowledge_03.pdf.

Accessed 8 July, 2020.

8. 章忠信。報章期刊論文與徵稿作品的著作權爭議。2005。

9. 科技部對研究人員學術倫理規範。2019。Available at: https://www.most. gov.tw/Accessed 8 December, 2019.

10.教育部資訊及科技教育司。著作權法律案例教材：案例（10）學校教師的著作權問題。2012。Available at: https://depart.moe.edu.tw/ed2700/ Accessed 8 January, 2021.

3.3 商標

　　商家爲自己取一個響亮的名稱，並透過一個標誌讓人知道這事業的服務核心或商品，這樣的一個標誌，即是商標（Trademark）[1]。根據資料顯示[2]，2019 年全球 10 大最有價值商標分別爲 Apple、Google、Amazon、Microsoft、Coca-cola、SAMSUNG、TOYOTA、Mercedes-Benz、McDonald's 與 Disney。這些企業所使用的商標，是消費者們心中最習慣的生活表徵，同時，也可以讓我們很明確就知道商品內涵，也是顧客忠誠度的依靠。

　　因商標是有價值的無形資產，因此，取得商標權，企業經營者便享有對該商標的「專用權」，可以排除他人使用相同或近似的商標在同一或類似的商品或服務而獲取利益的權利。《商標法》第 1 條即明確說明：「爲保障商標權、證明標章權、團體標章權、團體商標權及消費者利益，維護市場公平競爭，促進工商企業正常發展，特別制定商標法」。至於一般所謂「LOGO」，是透過美術技巧呈現的視覺識別標誌，係屬於「著作權」，於創作完成後即取得之權利，與商標有所不同。

　　依《商標法》第 18 條說明[3]：「商標，指任何具有識別性之標識，得

以文字、圖形、記號、顏色、立體形狀、動態、全像圖、聲音等，或其聯合式所組成。前項所稱識別性，指足以使商品或服務之相關消費者，認識為指示商品或服務來源，並得與他人之商品或服務相區別者」。也因此，準備好的商標文件，必須經過註冊審查，並自商標註冊公告當日起，由權利人取得商標權，商標權期間為十年。商標權期間得申請延展，每次延展為十年（商標法第 33 條）。此外，商標權與其他智慧財產權相同，均採「屬地主義」，僅於獲准註冊之國家依該國商標法受保護，如欲於其他國家受保護，則應於該國另行申請商標註冊。至於商標前案的檢索，讀者可以參考本書「第五章的說明」。

法定商標種類包含商標權、證明標章權、團體標章權或團體商標權，其內涵如表 3.3-1 所述。有一篇題目為「衛福部侵害農委會臺灣豬證明標章權」之文章，提供一份標章侵權之省思[4]。由於農委會公告的「臺灣豬證明標章」依據商標法進行註冊，商家必須檢附相關證明，通過實質審驗合格才能取得使用授權，使用期間違規會被撤銷，三年到期後必須重新審驗。然而衛福部也在該部及經濟部官網，提供「臺灣豬標示」，讓民眾自由下載使用，毋需事先申請審核（圖 3.3-1）。由於此兩處之「臺灣豬標示」之外觀為圓形，採綠底白字及黃色豬形之視覺色系，容易混淆，因而產生「衛福部侵害農委會臺灣豬證明標章權」之慮。事實上，與農委會一同申請日，另有財團法人中央畜產會所申請的兩款臺灣豬標章，這兩款底色與農委會綠底白字則有所差異。

表 3.3-1　商標種類與內涵

種類	內涵	註冊申請
商標權	商標權人於經註冊指定之商品或服務，取得商標權。	應備具申請書，載明申請人、商標圖樣及指定使用之商品或服務，向商標專責機關申請。商標圖樣應以清楚、明確、完整、客觀、持久及易於理解之方式呈現。
證明標章權	證明標章，指證明標章權人用以證明他人商品或服務之特定品質、精密度、原料、製造方法、產地或其他事項，並藉以與未經證明之商品或服務相區別之標識。	應檢附具有證明他人商品或服務能力之文件、證明標章使用規範書及不從事所證明商品之製造、行銷或服務提供之聲明。
團體標章權	指具有法人資格之公會、協會或其他團體，為表彰其會員之會籍，並藉以與非該團體會員相區別之標識。	應以申請書載明相關事項，並檢具團體標章使用規範書，載明會員之資格、使用團體標章之條件、管理及監督團體標章使用之方式、違反規範之處理規定；向商標專責機關申請之。
團體商標權	指具有法人資格之公會、協會或其他團體，為指示其會員所提供之商品或服務，並藉以與非該團體會員所提供之商品或服務相區別之標識。	應以申請書載明商品或服務，並檢具團體商標使用規範書，載明會員之資格、使用團體商標之條件、管理及監督團體商標使用之方式與違反規範之處理規定；向商標專責機關申請之。

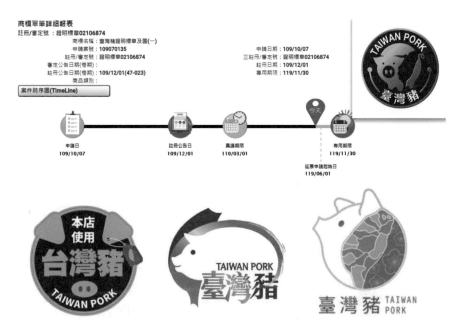

圖 3.3-1　臺灣豬。行政院農業委員會申請之標章（右上角）；衛生福利部之臺灣豬標示（左下角）；財團法人中央畜產會申請之標章（右下中與右下角）。

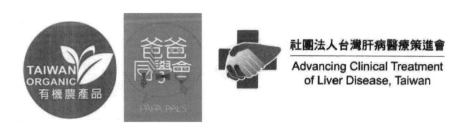

圖 3.3-2　商標種類之例子。證明標章[5]（圖左）、團體商標[6]（圖中）以及團體標章[7]（圖右）。

　　圖 3.3-2 分別列舉出證明標章、團體標章以及團體商標之例子。其中，證明標章權之例子，如證明標章 01973118，「臺灣有機農產品證明

標章」，係由證明標章權人同意之人使用，證明其提供有機農產品、有機農產加工品，符合證明標章權人所訂「農產品生產及驗證管理法」、「有機農產品及有機農產加工品驗證管理辦法」、「農產品標章管理辦法」等規定之標準[5]。團體商標權則如「臺灣國際基督教協會爸爸同學會 PAPA PALS 及圖」，其服務內容包含各種書刊、雜誌文獻之編輯出版，舉辦各種家庭及親子講座，休閒育樂活動規劃，策劃各種聯誼活動等等[6]。團體標章權則如臺灣肝病醫療策進會標章「團體標章 01708990」，係用以表彰社團法人臺灣肝病醫療策進會會員之會籍[7]。

　　商標申請之流程，包含提出商標申請、實體審查、註冊核准、公告註冊以及核發註冊證。其中，在公告註冊期間，3 個月內（異議期間）看是否有其他人有異議；而核發註冊證則可以每 10 年可以申請延展一次。至於申請「證明標章」，則需具備證明標章使用規範書；申請「團體商標」與「團體標章」，則分別需準備團體商標使用規範書與團體標章使用規範書。此三類權利年限為 10 年，如同商標，以每 10 年可以申請延展一次。

　　由於商標與我們生活息息相關，因此，檢索了我國第一份註冊商標（圖3.3-3），是民國40年註冊的「林森」，用以提供美髮霜商品之印象[8]。雖然已經找不到相關歷史文件，用以說明此商標在當時對於民眾使用美髮霜之影響力，但讀者應該有那種生活與商標連結之意向了吧！

智 慧 財 產 局 商 標 註 冊 簿		

註冊號：00000001　　　商標種類：商標　　　　　　　　　　　列印日期：110/02/09

註冊日期：040/07/16　　註冊公告日期：　　　　專用期限：080/07/15　　列印時間：22:28:13

註冊公告事項

商標圖樣：【墨色】【平面】

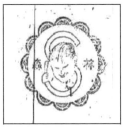

商標名稱：林森

申請案號：000000001　　　　申請日期：040/02/27

92年修法前審定公告日期：　040/06/30

審定商標種類：商標

正商標種類：商標　　　　　　正商標號數：00000001

施行細則：

優先權日：

申請人：盛香堂　許鉗
　　　　臺中市復興路170號

代理人：陳家蔭

說明文字內容：

商標圖樣描述：

註冊商品/服務名稱/證明/指定內容：
商品類別：第032類
商品或服務名稱：美髮霜商品。

圖 3.3-3　我國第一件商標 [8]

重點整理

- 商家為自己取一個響亮的名稱，並透過一個標誌讓人知道這事業的服務
  核心或商品，這樣的一個標誌，即是商標（Trademark）。
- 取得商標權，企業經營者便享有對該商標的「專用權」。
- 商標申請之流程，包含提出商標申請、實體審查、註冊核准、公告註冊
  以及核發註冊證。

參考文獻

1. 徐嘉駿。為什麼要申請商標？2018。Available at: https://plainlaw.me. Accessed 24 January, 2021.

2. 遠見雜誌。2019 全球最有價值百大品牌出爐！臺灣有幾個入榜？ Available at: https://finance.technews.tw/2019/11/09/best-global-brands-2019-rankings. Accessed 8 January, 2021.

3. 商標法第18條。Available at: https://law.moj.gov.tw/LawClass/LawSingle. aspx?pcode=J0070001&flno=182016. Accessed 8 March, 2021.

4. 章忠信。衛福部侵害農委會臺灣豬證明標章權。Available at: http:// www.copyrightnote.org/ArticleContent.aspx?ID=1&aid=2982/ Accessed 8 January, 2021.

5. 行政院農業委員會。臺灣有機農產品證明標章（證明標章 01973118），2019。

6. 社團法人臺灣肝病醫療策進會。臺灣肝病醫療策進會標章（團體標章 01708990），2015。

7. 臺灣國際基督教協會爸爸同學會 PAPA PALS 及圖（團體商標 01752038），2016。

8. 盛香堂，許鉗。林森。商標，註冊號000000001。1951。

3.4 專利

在學術研究領域中，期刊發表或研討會論文是成果的指標；而專利的性質主要是鼓勵創新的一個機制，同時，也是研發成果的一種[1,2]；「專利法」第一條即說明了該法為鼓勵、保護、利用發明、新型及設計之創作，以促進產業發展而制定[3]。因此，產業利用性（utility）是專利的要件

之一，期刊所展現的成果或是重要的發現，若未能導入產業應用，則未必符合專利性的要求。

　　由於專利權人在一定期間內，享有排除他人未經其同意而製造、販賣、為販賣的要約、使用或進口的權利，然而，有很多不少發表過具有可專利性的期刊，但因為對專利文件不熟，即便檢索並瀏覽過相關技術之專利公報，閱讀感覺像是火星文難以理解而放棄，是相當可惜的一件事。雖然專利代理人可以提供專業服務，但往返溝通的時間以及委託的費用都是成本，而且獲證過程與專利保護範圍以及答辯等等，跟代理人事務所能力跟品質有很大的關係。倘若我們對專利有基本與原則性的了解，便可以自我作些評估以及取捨，也可以拉近跟專利代理人的認知落差，得以加速申請進程。本章節以深入淺出的方式來說明專利的類型與要件，以及說明書的結構跟專利保護範圍，也提供了不予申請專利的項目。

1. 專利的類型與要件

　　世界各國專利的分類並不一樣；現行我國專利法而言，將專利分為發明（invention patent）、新型（utility model patent）及設計專利（design patent）等三種[3]。美國專利則分為發明或實用（utility patent）、植物專利（plant patent）與設計專利（design patent）；而歐洲除了少數幾個國家有獨自分類以外，可分為歐洲專利公約（European Patent Convention, EPC）之發明專利及歐盟智慧財產局（European Union Intellectual Property Office, EUIPO）之設計專利[4,5]，此三地區之專利比較如表 3.4-1。

　　由於文字與語言跟大多數讀者較為接近，筆者將以中華民國專利來介紹專利類型的含意與概念，並以「電視機」舉例說明。如圖 3.4-1 所述，我國專利分為發明、新型與設計三種類型。舉例來說，電視之外觀可以申請設計專利（證書號英文為 D）；遙控器功能與操作可以申請新型專利

表 3.4-1　我國與歐美專利類型之內容

	中 華 民 國	美 國	歐 洲
分類	發明、新型、設計	發明、植物、設計	發明、設計
國際優先權期（月）	12、12、6	12、12、6	12、6
專利期限（年）	20、10、15	20、20、14	20、5（每五年延長一次，最多25年）

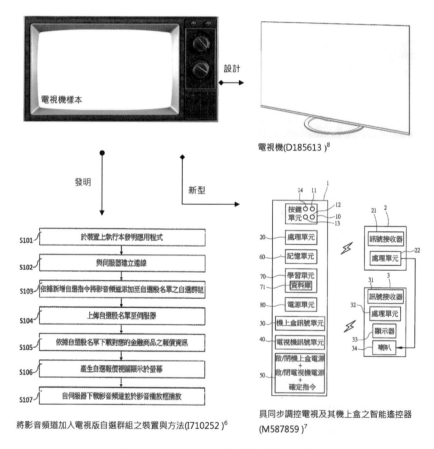

電視機(D185613)[8]

將影音頻道加入電視版自選群組之裝置與方法(I710252)[6]

具同步調控電視及其機上盒之智能遙控器(M587859)[7]

圖 3.4-1　中華民國專利類型之範例

（證書號英文爲 M）；而電視機應用程式則可以申請發明專利（證書號英文爲 I）。

其中，**發明專利**之標的物包含「物之發明」及「方法發明」兩種；**新型專利**之標的，則以「占據一定空間的物品實體，且具體表現於物品上之形狀、構造或組合的創作」來說明；至於**設計專利**，必須符合「應用於物品」且呈現以「形狀、花紋、色彩或其結合」之視覺訴求，才符合設計之定義。

2. 發明專利

專利法第 21 條：「**發明，指利用自然法則之技術思想創作**」[3]，針對所欲解決之問題，提供技術手段而達預期之功效。發明專利除可供產業利用外（industrially applicable)），並需具備新穎性（novelty）與進步性（non-obviousness）等三要件。其中，新穎性係指先前技術在申請日之前（不包括申請當日）所能爲公眾得知之資訊，並不限於世界上任何地方、任何語言或形式。這些包含市面上的產品、報章雜誌、論文資料庫、專利資料庫或搜索引擎，如 The National Center for Biotechnology Information（NCBI）或 Google 等等。進步性則係指該發明爲其所屬技術領域中，具有通常知識依申請前之先前技術無法輕易完成，即與先前技術間之差異，對於習知技藝人士必須是非顯而易知的（non-obvious）。對於進步性的概念，《專利審查基準》提供了判斷步驟如下[9]：

(1) 確定申請專利之發明的範圍；

(2) 確定相關先前技術所揭露之內容；

(3) 確定該發明所屬技術領域中，具有通常知識者之技術水準；

(4) 確認該發明與相關先前技術所揭露之內容間的差異；

(5) 該發明所屬技術領域中，具有通常知識者參酌相關先前技術所揭露之內容及申請時之通常知識，是否能輕易完成申請專利之發明。

　　這些判斷過程是專利審查委員很專業的內容，對於我們要實行具體化的新手，較爲抽象也不容易理解。《專利審查基準》提供了較爲具體的判斷 [9]，係根據肯定與否定進步性之因素作評估，肯定進步性因素越多，否定進步性因素越少，越容易被核准。其中，肯定進步性之因素包含反向教示、有利功效以及輔助性判斷。而否定進步性之因素則包含有動機能結合複數引證、簡單變更與單純拼湊。茲將說明如下：

（1）反向教示（teach away）

　　在一般情況下，先前技術通常以正向或積極方式揭露技術內容，以作爲系爭專利請求項之進步性之佐證文件；然而，有些先前技術文獻資料，係以消極教導方式，指出哪些技術不可行，此種文件即爲常見之「反向教示」類型。發明人針對這些不可行的技術，卻反於其教導並達到預期之功效，則足以證明該發明具有進步性 [10]。

（2）有利功效

　　若申請專利之發明，對照先前技術具有有利功效，則可判斷具有肯定進步性之因素。

（3）輔助性判斷

　　發明具有無法預期之功效

　　若申請專利之發明，對照先前技術具有無法預期之功效，而其係該發明之技術特徵所導致時，該無法預期之功效得佐證該發明，並非能輕易完成。比方壓力大小與某氣體反應速率有關，當加上溫度後，提升兩倍之壓力的功效爲八倍效果，則可認定該發明具有無法預期之功效。

　　發明解決長期存在的問題

　　申請專利之發明解決先前技術中長期存在的問題或達成人類長期的需

求者，而該問題係公認為長期存在且於申請專利之發明申請前，始終未被解決，而申請專利之發明能成功解決該問題。

發明克服技術偏見

申請專利之發明克服該發明所屬技術領域中，具有通常知識者長久以來根深柢固之技術偏見，而採用因技術偏見而被捨棄之技術，若其能解決所面臨之問題，得佐證其並非能輕易完成。

發明獲得商業上的成功

若申請專利之發明於商業上獲得成功，而非因其他因素如銷售技巧或廣告宣傳所造成者，而是係由該發明之技術特徵所直接導致，則可判斷具有肯定進步性之因素。

（4）有動機能結合複數引證

為考量該發明所屬技術領域中，具有通常知識者是否有動機能結合複數引證之技術內容，而完成申請專利之發明，若有動機能結合，則可初步判無斷進步性[11]。

（5）簡單變更

係指針對申請專利之發明與單一引證之技術內容二者的差異技術特徵，若通常知識者於解決特定問題時，能利用申請時之通常知識，將單一引證之差異技術特徵，簡單地進行修飾、置換、省略或轉用等，而完成申請專利之發明者，則該發明為單一引證之技術內容的「簡單變更」。

（6）單純拼湊（aggregation）

發明若結合複數引證之技術內容，結合後之各技術特徵於功能上並未相互作用，仍以其原先之方式各別作用，致結合後之發明的功效僅為結合前，各引證之技術內容的功效之總合者，則該發明為複數引證之技術內容

的「單純拼湊」。舉例而言，若以計時器或時鐘來計算繃帶固定時間，一段時間後要鬆開讓血液回流；若只是把計時器或時鐘結合在繃帶上，特定時間後仍需要手動操作鬆開，則與結合前之功效一樣，視爲單純拼湊（圖3.4-2）。

　　上述內容，可以用「是否爲通常知識者依申請前之技術所能輕易完成」來當成進步性的最佳註解。以白話一點來說，「**由該領域的一般人士眼光來看，如果以先前的技術並無法輕易的想出來，是真的非常燒腦，那進步性就越大**」。至於是否爲輕易，則必須透過引證，由先前技術的教導（teaching）或暗示（implying）來作考量。在下一章，我們將有詳細的說明如何來進行檢索，以獲得先前相關技術的內容，先自我評估或做技術上的修改。

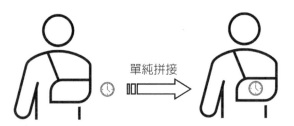

圖 3.4-2　單純拼湊範例。圖左爲計時器與繃帶；圖右爲兩者之結合

　　另外，假設某外科教授發表一項新的手術方法，可以降低出血量以及感染率，這看起來是非常不錯的技術，但在《專利法》上第 24 條，是明訂不予發明專利的。主要考量社會大眾醫療上的權益以及人類的尊嚴，使得在診斷、治療或外科手術過程中，有選擇各種方法和條件的自由，基於此醫療行爲的公益，而不予發明專利 [3, 12]。然而，針對「**人類或動物之診斷方法**」，始屬法定不予發明，其診斷方法必須包含三項條件：(1) 該方法係以有生命的人體或動物體爲對象；(2) 有關疾病之診斷；(3) 以獲得疾

病之診斷結果為直接目的。因此，如果從糞便檢體進行潛血檢查之方法，或者血壓量測方法所獲得之資訊，僅為中間結果，無法直接獲知疾病之診斷結果者，**不屬於**法定「不予發明專利之標的」。

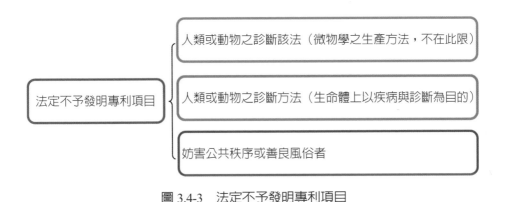

圖 3.4-3　法定不予發明專利項目

除「人類或動物之診斷方法」外，另有兩項不予發明專利之項目包含**「動、植物及生產動、植物之主要生物學方法。但微物學之生產方法，不在此限」**。以及**「妨害公共秩序或善良風俗者」**。因此，當點子在構思，並準備往下投入資源時，必須要考慮到這三個不予發明專利之情況（圖3.4-3）。

隨著電腦網路技術以及人工智慧的快速發展，有許多電腦程式碼或軟體製作之成果，係以本書 3.3 所描述之著作權當成保護之標的。然而，著作權僅保護理念之外在表現形式，而不及於理念之具體實施步驟。在專利《審查基準》第十二章，另有說明「電腦軟體相關發明」，其包含方法與物之請求項；其中，物之請求項包括以裝置、系統、電腦可讀取紀錄媒體、電腦程式產品或其他類似標的名稱為申請標的之請求項[9]。茲將「電腦軟體發明專利」技術之判斷標準做了比較如表 3.4-2。該技術性之領域轉用能產生無法預期之功效，或能克服該領域長期無法解決之問題者，則

具進步性，係為「電腦軟體發明專利」之要件。此外，若為演算法，於撰寫圖式時，可使用流程圖、數學運算式、敘述文句或其他方式揭露「演算法」的內容（圖3.4-4），使所屬領域中具有通常知識者，能了解其內容並據以實現。

表 3.4-2　電腦軟體發明專利是否具技術性而符合發明之定義 [14]

判斷標準	内容
具技術性	當電腦程式在執行時，若產生超出程式和電腦間正常物理現象的技術功效，而解決問題之手段的整體具有技術性。
不具技術性	1. 非利用自然法則者（如：人為的安排商業計畫）。 2. 非技術思想者（如單純資訊之揭示或簡單利用電腦）。

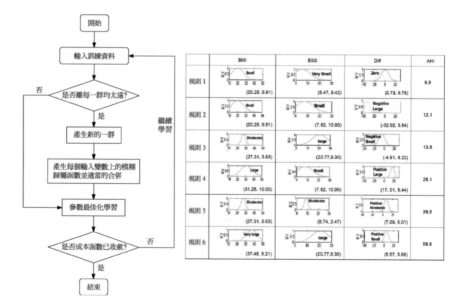

圖 3.4-4　演算法之範例（快速評估中重度睡眠呼吸中止之方法）[13]

3. 新型專利

《專利法》第 104 條指出[3]：「新型，指利用自然法則之技術思想，對物品之形狀、構造或組合之創作」，較常見之新型專利大多根據現有的產品或附屬周邊所做出的改良，如圖 3.4-1 列舉出「具同步調控電視及其機上盒之智能遙控器」係為一新型專利。

所謂「物品」係指具有確定形狀且占據一定空間者[15]，如保溫杯、耳機、早產兒保溫箱或溫度計等；「形狀」，是指物品外觀之空間輪廓或形態者，如可以扣合拇指之「安瓿開瓶器」；而「構造」，指的是物品內部或其整體之構成，實質表現上大多為各組成元件間的安排、配置及相互關係，且此構造之各組成元件並非以其本身原有的機能獨立運作者，如「可快速收合之輪椅結構」。至於「組合」，在《專利審查基準》[15]則有說明：「指為達到某一特定目的，將二個以上具有單獨使用機能之物品予以結合裝設，於使用時彼此在機能上互相關聯而能產生使用功效者，稱之為物品的「組合」」，比方「護理車之輪子與固定件之組合」。然而，物之製造方法、處理方法、使用方法等，屬於抽象的技術思想或觀念，並不符合新型之定義；而無一定空間形狀、構造的化學物質、組成物，也不符合此定義。

目前新型專利採用「形式審查」；根據《專利審查基準》第四篇，對所謂「形式審查」係指對於新型專利申請案之審查，依據說明書、申請專利範圍、摘要及圖式判斷是否符合形式要件，而不進行需耗費大量時間之前案檢索以及是否符合專利要件之實體審查[15]。因此，只需要審核上述文件是否正確無誤，約在申請日後八到十個月內，即可完成審查而獲得專利，並具有 10 年之保護期。但新型專利並未由智慧財產局事先針對專利的內容是否與他人已註冊、或申請在先的專利相互比較，進行該項專利是否具有進步性與新穎性等分析，因此本質上權利具有不安定性與不確定

性，當在實施專利時，也可能有侵權的問題了。

　　為避免新型專利權人在取得新型專利後進行權利之訴訟，使得競爭對手或第三人在技術利用及研發上的困擾，專利法第 116 條另有規定「新型專利權人行使新型專利權時，如未提示新型專利技術報告，不得進行警告[3]」。倘若專利權人未提示技術報告，當該新型專利因為實質要件的欠缺而遭到撤銷，對於先前因其行使新型專利權所導致他人遭受到的損害，新型專利權人必須要負擔賠償責任[16]。相反的，若新型專利權人有提示技術報告的話，即可推定是無過失，無需負損害賠償之責。因此，申請新型專利技術報告雖然大約需要 1 年時間，但卻可以強化專利的申請保護範圍。

　　倒過來說，如果創作人自己或請事務所進行先前技術之檢索，來確認進步性與新穎性，那便可以降低因實質要件的欠缺而遭到撤銷的風險。可見檢索這步驟，在申請新型專利時，仍要謹慎而為。但也有人認為，若要如此嚴謹之要求，那是否就申請發明呢？這也並不一定。主要原因之一，是新型專利相較於發明專利，動輒需要 2-3 年才獲證來的快，且在今日產品快速更新的情形下，也有人因此以新型專利來申請[17]。除此之外，也有採用同時申請發明與新型的策略，當新型授權後，申請人可以通過聲明放棄新型專利權的方式獲得發明專利授權，以實現發明專利對發明創造的接續保護，進而延長專利權的保護期限；但採用這樣的方法，則會比單一申請之申請規費或者事務所費用來的高。茲將發明與新型專利之標的與特點作一比較（表 3.4-3），以供讀者參考：

表 3.4-3　發明與新型專利之標的物與特點之比較表

	標的物			審查時間 / 專利權期間
內容	物	方法	用途	
	物質	物品			

	物質	物品	方法	用途	審查時間 / 專利權期間
發明專利	○	○	○	○	8-10 個月 / 10 年
新型專利	X	○	X	X	2-3 年 / 20 年

　　此外，《專利審查基準》第四篇，說明了判斷新型專利申請案 [15]，若有下列任何情形，將不予新型專利（圖 3.4-5）：

1. 非屬物品形狀、構造或組合者。
2. 妨害公共秩序或善良風俗者。
3. 說明書、申請專利範圍、摘要及圖式之揭露方式不符合於規定。
4. 違反一新型一申請之單一性規定。
5. 說明書、申請專利範圍或圖式未揭露必要事項，或其揭露明顯不清楚。
6. 修正，明顯超出申請時說明書、申請專利範圍或圖式所揭露之範圍者。

圖 3.4-5　法定不予新型專利之事項

4. 設計專利

　　《專利法》第 121 條：「設計，指對物品之全部或部分之形狀、花紋、色彩或其結合，透過視覺訴求之創作。應用於物品之電腦圖像及圖形化使用者介面，亦得依本法申請設計專利」。而《專利審查基準》第三篇，另補充此創作 [19]，必須符合「應用於物品」且係「透過視覺訴求」之具體設計，始為專利法所規定之設計，否則不得准予專利。圖 3.4-1 所示

之電視機，即爲設計專利之一例。

　　《專利審查基準》第三篇也對於形狀、花紋、色彩或其結合作了說明 [19]。其中，「**形狀**」，**是指物品所呈現三度空間之輪廓或形態**。其包含物品本身之形狀或是具有變化外觀之物品形狀。呼吸氣面罩、針筒、檢測卡或汽車之形狀爲前者之例子；而摺疊椅、變形金剛、翻身床架或玩具等形狀，則爲後者之例子。「**花紋**」是指**點、線、面或色彩所表現之裝飾構成**。花紋之形式包括以平面形式表現於物品表面者，如印染、編織、平面圖案或電腦圖像；或以浮雕形式與立體形狀一體表現者，如輪胎花紋；或運用色塊的對比構成花紋，而呈現花紋與色彩之結合者，如彩色卡通圖案或彩色電腦圖像。而「**色彩**」，**指色光投射在眼睛中所產生的視覺感受**。其所呈現之色彩計畫或著色效果，亦即色彩之選取及用色空間、位置及各色分量、比例等。至於「**結合**」，**則為設計專利保護之標的為物品之形狀、花紋、色彩或其中二者或三者之結合所構成的整體設計**。

　　上述之說明，想必直接的感受是藝術或視覺的表達吧？因此，回過頭想一下專利的目的是什麼呢？「產業利用性」！沒錯，申請專利之設計必須在產業上得以利用，始符合申請設計專利之要件 [18]。專利制度係授予申請人專有排他之專利權，以鼓勵其公開設計，使公眾能利用該設計之制度；對於申請專利前有相同或近似之設計已公開，而能爲公眾得知或已揭露於另一先申請案之設計，並無授予專利之必要，這即是「新穎性」；新穎性的概念，如發明專利所述，係申請之創作未與先前技藝的一部分相同或近似者，稱該設計具新穎性。若先前技藝已見於刊物，如書籍、論文或網路；或已公開實施，如已販售；或已爲公眾所知悉，如媒體已報導等等，都不具新穎性。

　　設計專利第三要件則是「創作性」，若申請專利之設計爲該設計所屬技藝領域中，具有通常知識者依申請前之先前技藝所能「易於思及」者，

不得取得設計專利。在這要件上，如同發明專利之進步性一樣，要有「燒腦」的程度。若設計專利該設計所屬技藝領域中，具有通常知識者以先前技藝為基礎，並參酌申請時的通常知識，而能將該先前技藝以模仿、轉用、置換、組合等簡易之設計手法完成申請專利之設計，且未產生特異之視覺效果者，應認定為易於思及之設計 [19]，即不具創作性（圖 3.4-6）。這所謂模仿，包含了自然界形態或雲彩、植物或礦物等，或者著名著作如巴黎鐵塔、卡通人物等等，無法使該設計之整體外觀產生特異之視覺效果者，視為易於思及。

　　至於法定不予設計專利，則包含純功能性設計之物品造形（物品造形全然取決於功能性考量，而無任何創作空間可進行視覺性外觀的創作者，如螺釘與螺帽之螺牙）、純藝術創作（純藝術創作無法以生產程序重複再現之物品，可供產業上利用）、積體電路電路布局及電子電路布局（其為功能性之配置而非視覺性之創作），以及物品妨害公共秩序或善良風俗者（圖 3.4-7）。

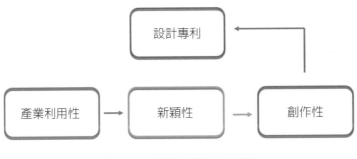

圖 3.4-6　設計專利三大要件

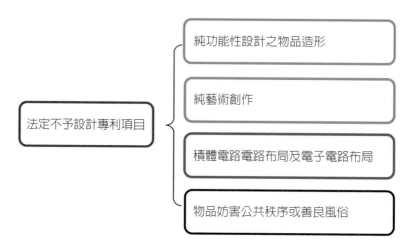

圖 3.4-7　法定不予設計專利之事項

　　由上述的說明，設計專利應著重於視覺效果之增進強化，藉商品之
造形提升其品質感受，吸引一般消費者之視覺注意，進而產生購買之興趣
者，由此得知，設計之形狀、花紋或色彩，著重於物品質感、親和性、高
價值感之視覺效果表達，以增進商品競爭力及使用上視覺之舒適性。反
之，新型專利及發明專利則在於其功能、技術、製造及使用方便性等方面
之改進（圖 3.4-8）。

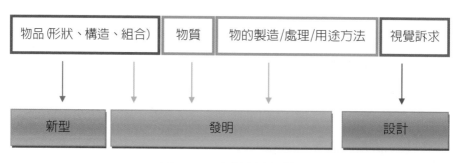

圖 3.4-8　專利申請類別

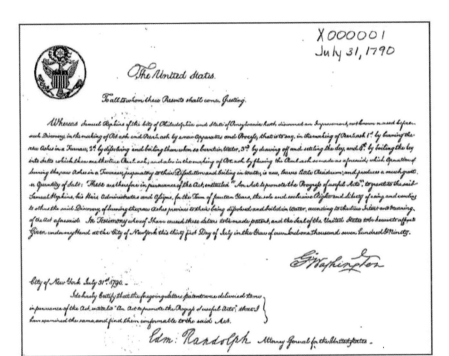

圖 3.4-9　美國專利第一件獲准案[20]，鉀鹽與珍珠灰製造改進之方法

　　上述以本國專利的介紹，基本上可以窺究一個想法，可專利性的內容與要件，這在基礎上，若有特別需要針對其他國家作專利上的布局，也將會更容易。特別要說明的是，不同國家在專利設計上有其歷史背景以及政策考量，審查與分類制度也有所不同。比方在美國專利（表 3.4-1）就沒有特別獨立出新型專利，但卻有植物專利，可以「發明或發現和利用無性繁殖，培植出任何獨特而新穎的植物品種，包括培植出的變形芽、變體、雜交及新發現的種子苗者」來描述；此外，本國《專利法》[3] 上所列「人類或動物之診斷、治療或外科手術方法」不予發明專利等規範，美國則並未限制人類醫療方法專利之授予。這些更為進階的內容，已超越本書為點子具體化的目的，就不在此針對國外專利細節多作說明。

　　人類文明的進步，總是一棒接一棒，專利除了扮演著推動的角色，其本身也有豐富的歷史。在 1449 年 [20]，亨利六世（Henry VI）授予生於佛萊明（Flemish）的約翰尤提南（John of Utynam）一項教堂所使用的彩色玻璃製造方法專利，這使他獲得了二十年的壟斷權。在美國，第一件專利則是 1790 年的改進鉀鹽與珍珠灰（pot ash and pearl ash）的製造方法，這對於玻璃與肥皂是很重要的元素（圖 3.4-9）。在臺灣，第一件專利則是民國 39 年專利字號為「ga-000001」的「硬蔗板之製造」[21]，裡頭除了基本資料以外，也有製造說明（圖 3.4-10）。玻璃與糖的產業，根本就是早期西方與臺灣社會生活的縮影。

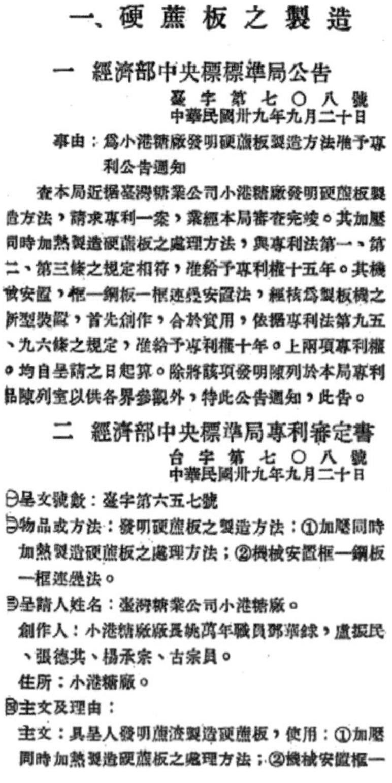

一、硬 蔗 板 之 製 造

一　經濟部中央標準局公告

臺字第七○八號
中華民國卅九年九月二十日

事由：為小港糖廠發明硬蔗板製造方法准予專
利公告週知

　　查本局近據臺灣糖業公司小港糖廠發明硬蔗板製
造方法，請求專利一案，業經本局審查完竣。其加壓
同時加熱製造硬蔗板之處理方法，與專利法第一、第
二、第三條之規定相符，准給予專利權十五年。其機
具安置，框一鋼板一框速疊安置法，經核為製板機之
新型裝置，首先創作，合於實用，依據專利法第九五
、九六條之規定，准給予專利權十年。上兩項專利權
●均自呈請之日起算。除將該項發明陳列於本局專利
品陳列室以供各界參觀外，特此公告週知，此告。

二　經濟部中央標準局專利審定書

台字第七○八號
中華民國卅九年九月二十日

㈠呈文號數：臺字第六五七號
㈡物品或方法：發明硬蔗板之製造方法：①加壓同時
　加熱製造硬蔗板之處理方法；②機械安置框一鋼板
　一框速疊法。
㈢呈請人姓名：臺灣糖業公司小港糖廠。
　創作人：小港糖廠廠長姚萬年職員鄭華祿，盧振民
　、張德共、楊承宗、古宗具。
　住所：小港糖廠。
㈣主文及理由：
　主文：具呈人發明壓濾製造硬蔗板，使用：①加壓
　同時加熱製造硬蔗板之處理方法；②機械安置框一

圖 3.4-10　臺灣專利第一件獲准案 [21]，硬蔗板之製造

重點整理

• 我國專利法將專利分為發明（invention patent）、新型（utility model patent）及設計專利（design patent）等三種。

• 進步性的註解：是否為通常知識者依申請前之技術所能輕易完成。

• 專利權人在一定期間內，享有排除他人未經其同意，而製造、販賣、為販賣的要約、使用或進口的權利。

• 期刊所展現的成果或是重要的發現，若未能導入產業應用，則未必符合專利性的要求。

參考文獻

1. 阮明淑。專利指標發展研究。Journal of Library and Information Science。2009；35(2)：88-106。

2. 羅思嘉。專利計量分析與應用。國立成功大學圖書館館刊，2007，第16期。

3. 專利法，第一章。2019。

4. 陳弘易。淺談各國專利種類。2012。Available at: https://www.zoomlaw. net/files/15-1138-12808, c1148-1.php. Accessed 24 January, 2020.

5. 智慧財產權資訊。智慧財產權月刊，2006，第208期。

6. 邱宏哲。將影音頻道加入電視版自選群組之裝置與方法。中華民國發明專利，第I710252號，2020。

7. 李曜嘉。具同步調控電視及其機上盒之智能遙控器。中華民國新型專利，第M587859號，2019。

8. 堀田昭彥、小西祐介、甘利直哉。電視機。中華民國設計專利，第

D185613號，2017。

9. 專利審查基準，第二篇，2014。

10.陳志遠論進步性之肯定因素—「反向教示」：以臺灣智財法院相關判決爲核心。專利師，2019，第39期。

11.張仁平。進步性分析中有關「無法預期之結果」的主張及判斷。專利師，2018，第34期。

12.陳秉訓。醫藥用途請求項及其專利有效性爭議—以明確性爲中心。專利師，2019，第39期。

13.吳明峰、莊家峰、黃偉彰、溫志煜、張開明。快速評估中重度睡眠呼吸中止之方法。中華民國發明專利，第I642025號，2018。

14.李清祺、馮聖原。電腦軟體發明專利制度探討—我國與歐洲制度發展的演進。智慧財產權月刊，2015，第201期：48-91。

15.專利審查基準，第四篇，2020。

16.游逸倩。新型專利的迷思。2007。Available at: http://www.winklerpartners.com/?p=1389&lang=zh-hant. Accessed 24 January, 2020.

17.張景惠。選擇申請發明專利或新型專利呢？2018。Available at: https://www.taie.com.tw/big5/no.203b.pdf. Accessed 8 May, 2020.

18.闕榮慶、林明立、古文豪、陳麒文。一案兩請制度演變及審查實務介紹。智慧財產權月刊，2014，第184期。

19.專利審查基準，第三篇，2020。

20.Samuel Hopkins, pot ash and pearl ash. In: The First Patents and the Rise of Glass Technology. Recent Innovations in Chemical Engineering. 2016, 9:1-11.

21.姚萬年等。硬蔗板之製造。中華民國專利字第ga-000001號。1950。

3.5 專利公報

　　專利公報（Patent Gazette）是各國專利主管機關正式公告之技術文獻，其內容包含專利保護範圍與簡單圖式，以及專利分類跟公告日等資訊，其書目資料，更是專利檢索重要的訊息欄位。在進入檢索之前，先以一份我國發明專利之公告爲例來說明（圖 3.5-1）：

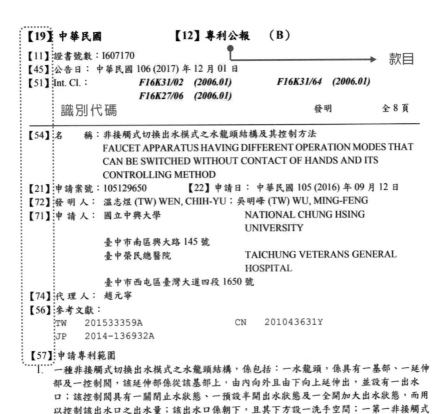

圖 3.5-1　專利公報首頁與專利範圍之範例（上半頁）[1]

　　圖 3.5-1 中，可以看到識別代碼（internationally agreed numbers for the identification of bibliographic data, INID code）與款目之書目資料（表 3.5-1）。其中，【45】公告日期，也就是專利核准的日期；【71】申請人姓名，不一定是發明人，有可能是公司組織等；【72】發明人，若有一個以上，會全數列出並標明所屬國籍[1]。

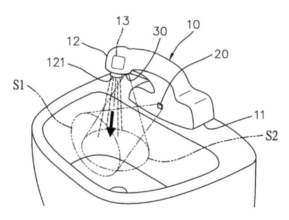

圖式簡單說明
　　第 1 圖係本發明之示意圖
　　第 2 圖係第 1 圖之部分結構之其他角度之示意圖
　　第 3 圖係第 1 圖之其他角度之示意圖
　　第 4 圖係第 1 圖之手部伸進洗手空間之示意圖
　　第 5 圖係本發明之立即關水之示意圖
　　第 6 圖係本發明之延長供水時間之示意圖
　　第 7 圖係本發明之流程圖
　　第 8 圖係本發明之模糊邏輯控制之第一輸入變數之示意圖
　　第 9 圖係本發明之模糊邏輯控制之第二輸入變數之示意圖
　　第 10 圖係本發明之模糊邏輯控制之輸出變數之示意圖

圖 3.5-2　我國發明專利公報圖式範例（下半頁）[1]

　　另外，發明專利公報也可以看到【57】專利範圍（claim）內容，其為專利權利效力所及之範圍；在其申請專利範圍內，物品專利權人專有排

除他人未經其同意而製造、為販賣之要約、販賣、使用或為上述目的而進口該物品之權。其包括有「獨立項」與「附屬項」，其中，獨立項是構成一項專利權利的主體，可以獨立存在；而附屬項是依附於獨立項，無法獨立存在，係針對該權利主體進一步技術附加。在進行檢索時，這是一個重要的參考依據。而在公報的下方，則有圖式簡單說明，用以支持專利範圍或者技術的揭露。

　　至於我國新型專利之專利公報，內容如發明專利；在設計專利上，大致也是如此，唯一不一樣的地方，是在於設計專利之公報並沒有專利保護範圍（圖 3.5-3）。

表 3.5-1　我國專利公報常見之識別代碼

識別代碼	款目	Entry
11	公告編號	Patent number
12	文件類別	Kind of document
19	國別	Country
21	專利申請案號	Applicant number
22	專利申請日期	Field
45	專利公告日期	Date of patent
51	國際專利分類	International patent classification
54	專利名稱	Title of the invention
56	參考文獻	Reference cited
57	專利申請範圍	Claim
71	申請人	Assignee (Name(s) of applicant(s))
72	發明人	Name(s) of inventor(s)
74	專利代理人	Patent agent

【19】中華民國　　　　　【12】專利公報　（S）

【11】證書號數：D182920
【45】公告日：中華民國 106 (2017) 年 05 月 11 日
【51】LOC. (9) Cl.：10-02

設計　　　　全9頁

【54】名　　稱：運動手錶
【21】申請案號：105303757　　【22】申請日：中華民國 105 (2016) 年 06 月 30 日
【72】設計人：黃振嘉 (TW)；季　馬修 (FR)
【71】申請人：神達電腦股份有限公司
　　　　　　　桃園市龜山區文化二路 200 號
【56】參考文獻：
　　TW　　D160420　　　　　　　　　CN　　CN302568493S
　　CN　　CN303179170S
審查人員：高韻萍
設計說明

　　本創作係「運動手錶」之設計，其係一種造型穩重端莊又不失典雅精致而極具消費吸引力之新穎創作。

　　請參考附圖所示，本裝置錶體為一長方體薄型之外形。該錶體正面有一弧形玻璃螢幕，該錶體一側設有一橢圓型按鍵，該按鍵表面佈滿小圓凸點。該按鍵下方設有一橢圓型選單選擇鍵。該錶體另一側設有兩個橢圓型按鍵，一是電源鍵，一是返回鍵。該錶體背面中間有一正方形凸出區域，上述區域旁邊增加一圈狀區域。該凸出區域兩側兩個細長橢圓型結構，該結構內設有四個圓形孔，兩個方向相反的小長孔。該裝置錶帶部分，正、反兩面佈滿橢圓型凹孔。該裝置錶帶與錶體部分用六角螺絲固定。本裝置線條簡潔流暢，小巧優雅的造型使整體感覺乾淨簡單。

　　綜上所述，本創作在創作人匠心巧意之精心設計下，誠能超脫習知資訊產品之窠臼僵硬造型，而賦予其更具觀和力與觀賞性之新形象，實具有高度之可專利性。

圖 3.5-3　我國設計專利公報首頁之範例 [2]

　　申請我國專利時，智慧財產局會給予一「申請號」，由民國年＋種類與流水號所組成，其中，種類為發明則為 1；新型為 2；設計為 3。如 104207967，及為民國 104 年新型案第 07967 件。若申請案為發明，則屆 18 個月智慧財產局會給該案一個「公開號」，係由西元年＋流水號所組成，並將專利申請案的內容公開；當專利獲准，則給予一個「公告號」，同時也是「證書號」，一般則稱為「專利號」。如同本書 3.4 所述，公告號前有一個英文字，其中，I 代表發明專利，M 代表新型專利，D 則代表

設計專利。

　　美國發明專利公報如圖 3.5-4 所示，包含首頁（front page）、圖式（drawing sheets）與文字說明（description）等三部分。其中，首頁包含款目與識別代碼（如表 3.5-1）如日期、分類與申請等資料。而識別代碼尚未列於表 3.5-1 者，包含【10】專利號（patent number）、【52】美國專利分類號（USclassification）、【58】相關類號檢索（field of search）、以及【60】國內其他發法律文件（related U.S. application）。至於【65】早期公開日（prior publication date），係該案公開的日期。從圖 3.5-4 範例，在右上角可以看到 Patent NO. 爲 US10,810,283B2，其中，10,810,283 爲流水號，B2 爲已核准專利之代碼（若爲 B1，表示該專利已公開但尚未核准之代碼），係爲**國家碼 + 流水號 + 文件代碼**所組成。

　　倘若爲設計專利，專利邊號在 US 後面多一個「D」，如 US D *****S，這「S」係爲設計專利之文件代碼，以**國家碼 +D+ 流水號 +S** 來組成。至於植物專利，在 US 後方多個「PP」，如 US PP**** P2（或 P3）；P2 與 P3 分別爲已公開尚未核准與已核准，係以**國家碼 +PP+ 流水號 + 文件代碼**來組成，如表 3.5-2。另外，也有比較特殊的開頭如「RE48,425」，其實是 reissue；是指美國專利核准領證後，若有瑕疵、錯誤、或專利權人認爲有必要修正、修正 / 限縮專利範圍，提出 reissue 程序，進入另一次實質審查後之核准的專利案號。

US010810283B2

(12) **United States Patent**   (10) **Patent No.:   US 10,810,283 B2**
Shetty et al.   (45) **Date of Patent: Oct. 20, 2020**

(54) **SYSTEMS AND METHODS FOR MONITORING RESPIRATORY FUNCTION**

(71) Applicant: **Knox Medical Diagnostics Inc.**, San Francisco, CA (US)

(72) Inventors: **Charvi Shetty**, San Francisco, CA (US); **Vinidhra Mani**, San Francisco, CA (US); **Inderjit Jutla**, San Francisco, CA (US)

(73) Assignee: **KNOX MEDICAL DIAGNOSTICS INC.**, San Francisco, CA (US)

(*) Notice: Subject to any disclaimer, the term of this patent is extended or adjusted under 35 U.S.C. 154(b) by 665 days.

(21) Appl. No.: **15/032,032**

(22) PCT Filed: **Oct. 31, 2014**

(86) PCT No.: **PCT/US2014/063592**
§ 371 (c)(1),
(2) Date: **Apr. 25, 2016**

(87) PCT Pub. No.: **WO2015/066562**
PCT Pub. Date: **May 7, 2015**

(65)   **Prior Publication Data**
US 2017/0270260 A1   Sep. 21, 2017

Related U.S. Application Data

(60) Provisional application No. 61/898,402, filed on Oct. 31, 2013, provisional application No. 61/931,527, filed on Jan. 24, 2014.

(51) **Int. Cl.**
A61B 5/08   (2006.01)
G06F 19/00   (2018.01)
          (Continued)

(52) **U.S. Cl.**
CPC *G06F 19/3418* (2013.01); *A61B 5/0024* (2013.01); *A61B 5/082* (2013.01);
          (Continued)

(58) **Field of Classification Search**
CPC .. G06F 19/3418; G06F 19/00; G06F 19/3462; G16H 10/60; A61M 15/0086;
          (Continued)

(56)   **References Cited**

U.S. PATENT DOCUMENTS

5,060,655 A * 10/1991 Rudolph A61B 5/087
                                              600/529
5,134,890 A * 8/1992 Abrams A61B 5/087
                                              600/538
          (Continued)

OTHER PUBLICATIONS

Chen et al. (2013), "Applications and Technology of Electronic Nose for Clinical Diagnosis", Open Journal of Applied Biosensor, 2: 39-50.
          (Continued)

Primary Examiner — Navin Natnithithadha
Assistant Examiner — Andrey Shostak
(74) *Attorney, Agent, or Firm* — Foley & Lardner LLP

(57)   **ABSTRACT**
A portable, handheld measurement device for monitoring lung function is provided. The measurement device includes one or more components designed to directly or indirectly detect air flow properties such as the direction, flow rate, and/or volume of air flow within a lumen of the device. In some embodiments, the air flow properties are determined from changes in pressure within the lumen. The measurement device may form part of a system that includes a remote computing device and a computer server. In some such embodiments, at least one of the computers present within the system calculates spirometry measurements from the air flow detected within the measurement device. Such
          (Continued)

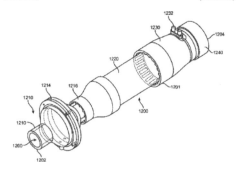

圖 3.5-4   美國專利公報首頁範例 [3]

表 3.5-2　美國專利號文件代碼說明

分類	專利號範例	文件代碼說明
發明／實用	US 流水號 + 文件代碼 如：US 10,810,283 B2	A1：僅提出申請案，尚未提出實體審查之專利 B1：在獲准前並沒有被早期公開過之專利 B2：先經過早期公開的程序，始獲得之專利
設計	US D 流水號 + 文件代碼 如：US　D654,321S	S：設計專利
植物	US PP 流水號 + 文件代碼 如：US PP 654,321S P1	P1：僅提出申請案，尚為提出實體審查之專利 P2：未經過早期公開的程序就經過實體審查核准之專利 P3：先經過早期公開的程序，始獲得之專利

　　歐洲專利公報如圖 3.5-5 所示[4]；從 2020.12.16 所發行之公報第 319 頁，可以看到每個案子是以書目來呈現。這些書目除了表 3.5-1 所列以外，尚包含識別代碼：【25】申請案送審時之語言（language in which the published application was originally filed）、【26】申請案最初公開之語言（language in which the published application was published）以及【84】專利指定國（designed contracting states under regional patent conventions）。以左下角所標示的專利案來看，專利號為 3751032 A1，其中，3751032 係為流水號，而 A1 則為文件代碼。由表 3.5-3 可以發現，種類代碼為 A（未經實質審查）與 B（經實質審查後核准之專利），其餘代碼之涵義，請參考表 3.5-3。

表 3.5-3　歐洲專利號文件代碼說明

代碼	審查狀態	涵義
A1	未經實質審查	尚未授予專利權，有檢索報告的歐洲專利申請說明書
A2	未經實質審查	尚未授予專利權，末附檢索報告的歐洲專利申請說明書
A3	未經實質審查	尚未授予專利權，單獨出版的檢索報告
A4	未經實質審查	尚未授予專利權，附國際申請檢索報告所做的補充檢索報告
A8	未經實質審查	尚未授予專利權，專利申請說明書的更正扉頁
A9	未經實質審查	尚未授予專利權，專利申請說明書的全文再版
B1	經過實質審查	授予專利權，歐洲專利說明書
B2	經過實質審查	授予專利權，異議後再次公告出版的歐洲專利說明書
B3	經過實質審查	授予專利權，經限制性修改程序修改後，再次公告出版的歐洲專利說明書
B8	經過實質審查	授予專利權，專利說明書的更正扉頁
B9	經過實質審查	授予專利權，專利說明書的全文再版

　　此三大專利公報，茲整理如表 3.5-4；歐洲雖然僅有書目，但在檢索時，卻可以進行匯出，並進行專利分析。

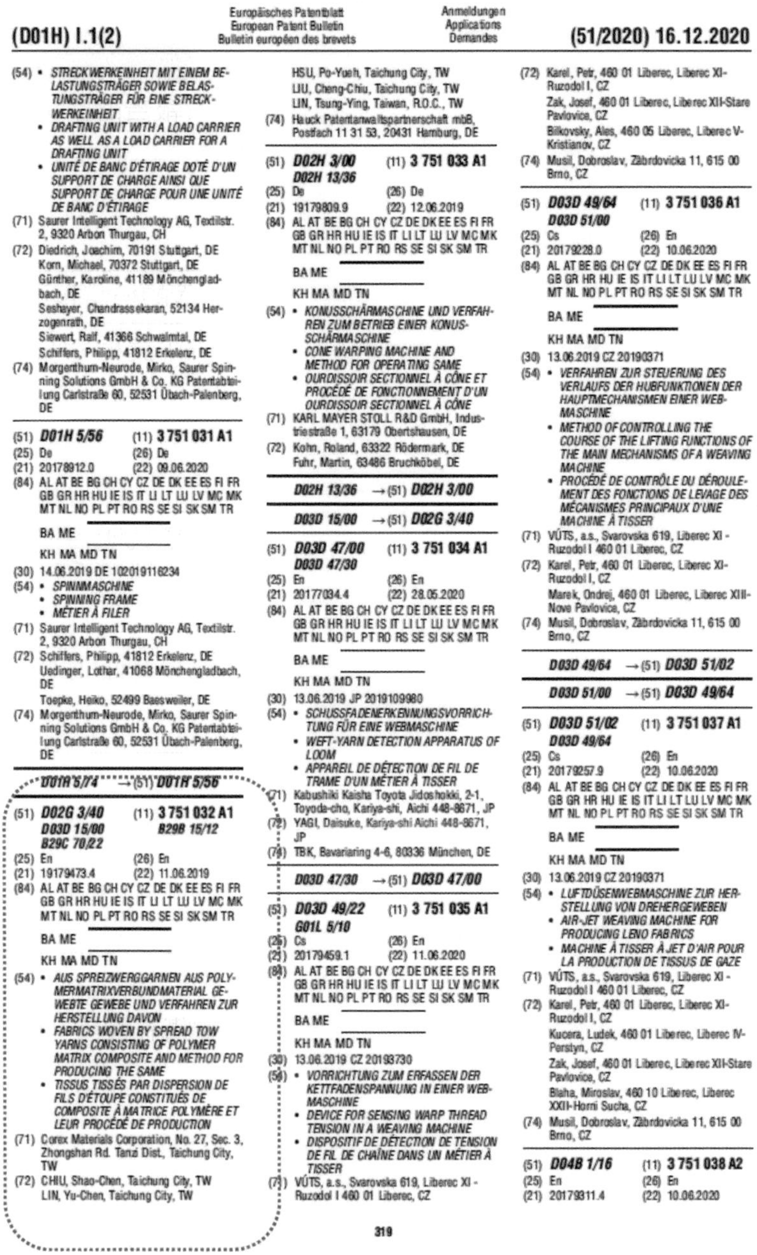

(D01H) I.1(2)	Europäisches Patentblatt European Patent Bulletin Bulletin européen des brevets	Anmeldungen Applications Demandes	(51/2020) 16.12.2020

(54) • STRECKWERKEINHEIT MIT EINEM BE-LASTUNGSTRÄGER SOWIE BELAS-TUNGSTRÄGER FÜR EINE STRECK-WERKEINHEIT
• DRAFTING UNIT WITH A LOAD CARRIER AS WELL AS A LOAD CARRIER FOR A DRAFTING UNIT
• UNITÉ DE BANC D'ÉTIRAGE DOTÉ D'UN SUPPORT DE CHARGE AINSI QUE SUPPORT DE CHARGE POUR UNE UNITÉ DE BANC D'ÉTIRAGE

(71) Saurer Intelligent Technology AG, Textilstr. 2, 9320 Arbon Thurgau, CH

(72) Diedrich, Joachim, 70191 Stuttgart, DE
Korn, Michael, 70372 Stuttgart, DE
Günther, Karoline, 41189 Mönchengladbach, DE
Seshayer, Chandrassekaran, 52134 Herzogenrath, DE
Siewert, Ralf, 41366 Schwalmtal, DE
Schiffers, Philipp, 41812 Erkelenz, DE

(74) Morgenthum-Neurode, Mirko, Saurer Spinning Solutions GmbH & Co. KG Patentabteilung Carlstraße 60, 52531 Übach-Palenberg, DE

(51) **D01H 5/56** (11) **3 751 031 A1**
(25) De (26) De
(21) 20178912.0 (22) 09.06.2020
(84) AL AT BE BG CH CY CZ DE DK EE ES FI FR GB GR HR HU IE IS IT LI LT LU LV MC MK MT NL NO PL PT RO RS SE SI SK SM TR

BA ME

KH MA MD TN

(30) 14.06.2019 DE 102019116234
(54) • SPINNMASCHINE
• SPINNING FRAME
• MÉTIER À FILER

(71) Saurer Intelligent Technology AG, Textilstr. 2, 9320 Arbon Thurgau, CH

(72) Schiffers, Philipp, 41812 Erkelenz, DE
Uedinger, Lothar, 41068 Mönchengladbach, DE
Toepke, Heiko, 52499 Baesweiler, DE

(74) Morgenthum-Neurode, Mirko, Saurer Spinning Solutions GmbH & Co. KG Patentabteilung Carlstraße 60, 52531 Übach-Palenberg, DE

D01H 5/74 → (51) **D01H 5/56**

(51) **D02G 3/40** (11) **3 751 032 A1**
D03D 15/00 **B29B 15/12**
B29C 70/22
(25) En (26) En
(21) 19179473.4 (22) 11.06.2019
(84) AL AT BE BG CH CY CZ DE DK EE ES FI FR GB GR HR HU IE IS IT LI LT LU LV MC MK MT NL NO PL PT RO RS SE SI SK SM TR

BA ME

KH MA MD TN

(54) • AUS SPREIZWERGGARNEN AUS POLY-MERMATRIXVERBUNDMATERIAL GE-WEBTE GEWEBE UND VERFAHREN ZUR HERSTELLUNG DAVON
• FABRICS WOVEN BY SPREAD TOW YARNS CONSISTING OF POLYMER MATRIX COMPOSITE AND METHOD FOR PRODUCING THE SAME
• TISSUS TISSÉS PAR DISPERSION DE FILS D'ÉTOUPE CONSTITUÉS DE COMPOSITE À MATRICE POLYMÈRE ET LEUR PROCÉDÉ DE PRODUCTION

(71) Corex Materials Corporation, No. 27, Sec. 3, Zhongshan Rd. Tanzi Dist., Taichung City, TW

(72) CHIU, Shao-Chen, Taichung City, TW
LIN, Yu-Chen, Taichung City, TW

HSU, Po-Yueh, Taichung City, TW
LIU, Cheng-Chiu, Taichung City, TW
LIN, Tsung-Ying, Taiwan, R.O.C., TW

(74) Hauck Patentanwaltspartnerschaft mbB, Postfach 11 31 53, 20431 Hamburg, DE

(51) **D02H 3/00** (11) **3 751 033 A1**
D02H 13/36
(25) De (26) De
(21) 19179809.9 (22) 12.06.2019
(84) AL AT BE BG CH CY CZ DE DK EE ES FI FR GB GR HR HU IE IS IT LI LT LU LV MC MK MT NL NO PL PT RO RS SE SI SK SM TR

BA ME

KH MA MD TN

(54) • KONUSSCHÄRMASCHINE UND VERFAH-REN ZUM BETRIEB EINER KONUS-SCHÄRMASCHINE
• CONE WARPING MACHINE AND METHOD FOR OPERATING SAME
• OURDISSOIR SECTIONNEL À CÔNE ET PROCÉDÉ DE FONCTIONNEMENT D'UN OURDISSOIR SECTIONNEL À CÔNE

(71) KARL MAYER STOLL R&D GmbH, Industriestraße 1, 63179 Obertshausen, DE

(72) Kohn, Roland, 63322 Rödermark, DE
Fuhr, Martin, 63486 Bruchköbel, DE

D02H 13/36 → (51) **D02H 3/00**

D03D 15/00 → (51) **D02G 3/40**

(51) **D03D 47/00** (11) **3 751 034 A1**
D03D 47/30
(25) En (26) En
(21) 20177034.4 (22) 28.05.2020
(84) AL AT BE BG CH CY CZ DE DK EE ES FI FR GB GR HR HU IE IS IT LI LT LU LV MC MK MT NL NO PL PT RO RS SE SI SK SM TR

BA ME

KH MA MD TN

(54) • SCHUSSFADENERKENNUNGSVORRICH-TUNG FÜR EINE WEBMASCHINE
• WEFT-YARN DETECTION APPARATUS OF LOOM
• APPAREIL DE DÉTECTION DE FIL DE TRAME D'UN MÉTIER À TISSER

(71) Kabushiki Kaisha Toyota Jidoshokki, 2-1, Toyoda-cho, Kariya-shi, Aichi 448-8671, JP

(72) YAGI, Daisuke, Kariya-shi Aichi 448-8671, JP

(74) TBK, Bavariaring 4-6, 80336 München, DE

D03D 47/30 → (51) **D03D 47/00**

(51) **D03D 49/22** (11) **3 751 035 A1**
G01L 5/10
(25) Cs (26) En
(21) 20179459.1 (22) 11.06.2020
(84) AL AT BE BG CH CY CZ DE DK EE ES FI FR GB GR HR HU IE IS IT LI LT LU LV MC MK MT NL NO PL PT RO RS SE SI SK SM TR

BA ME

KH MA MD TN

(30) 13.06.2019 CZ 20193730
(54) • VORRICHTUNG ZUM ERFASSEN DER KETTFADENSPANNUNG IN EINER WEB-MASCHINE
• DEVICE FOR SENSING WARP THREAD TENSION IN A WEAVING MACHINE
• DISPOSITIF DE DÉTECTION DE TENSION DE FIL DE CHAÎNE DANS UN MÉTIER À TISSER

(71) VÚTS, a.s., Svarovska 619, Liberec XI - Ruzodol I 460 01 Liberec, CZ

(72) Karel, Petr, 460 01 Liberec, Liberec XI-Ruzodol I, CZ
Zak, Josef, 460 01 Liberec, Liberec XII-Stare Pavlovice, CZ
Bilkovsky, Ales, 460 05 Liberec, Liberec V-Kristianov, CZ

(74) Musil, Dobroslav, Zábrdovicka 11, 615 00 Brno, CZ

(51) **D03D 49/64** (11) **3 751 036 A1**
D03D 51/00
(25) Cs (26) En
(21) 20179228.0 (22) 10.06.2020
(84) AL AT BE BG CH CY CZ DE DK EE ES FI FR GB GR HR HU IE IS IT LI LT LU LV MC MK MT NL NO PL PT RO RS SE SI SK SM TR

BA ME

KH MA MD TN

(30) 13.06.2019 CZ 20190371
(54) • VERFAHREN ZUR STEUERUNG DES VERLAUFS DER HUBFUNKTIONEN DER HAUPTMECHANISMEN EINER WEB-MASCHINE
• METHOD OF CONTROLLING THE COURSE OF THE LIFTING FUNCTIONS OF THE MAIN MECHANISMS OF A WEAVING MACHINE
• PROCÉDÉ DE CONTRÔLE DU DÉROULE-MENT DES FONCTIONS DE LEVAGE DES MÉCANISMES PRINCIPAUX D'UNE MACHINE À TISSER

(71) VÚTS, a.s., Svarovska 619, Liberec XI-Ruzodol I 460 01 Liberec, CZ

(72) Karel, Petr, 460 01 Liberec, Liberec XI-Ruzodol I, CZ
Marek, Ondrej, 460 01 Liberec, Liberec XIII-Nove Pavlovice, CZ

(74) Musil, Dobroslav, Zábrdovicka 11, 615 00 Brno, CZ

D03D 49/64 → (51) **D03D 51/02**

D03D 51/00 → (51) **D03D 49/64**

(51) **D03D 51/02** (11) **3 751 037 A1**
D03D 49/64
(25) Cs (26) En
(21) 20179257.9 (22) 10.06.2020
(84) AL AT BE BG CH CY CZ DE DK EE ES FI FR GB GR HR HU IE IS IT LI LT LU LV MC MK MT NL NO PL PT RO RS SE SI SK SM TR

BA ME

KH MA MD TN

(30) 13.06.2019 CZ 20190371
(54) • LUFTDÜSENWEBMASCHINE ZUR HER-STELLUNG VON DREHERGEWEBEN
• AIR-JET WEAVING MACHINE FOR PRODUCING LENO FABRICS
• MACHINE À TISSER À JET D'AIR POUR LA PRODUCTION DE TISSUS DE GAZE

(71) VÚTS, a.s., Svarovska 619, Liberec XI - Ruzodol I 460 01 Liberec, CZ

(72) Karel, Petr, 460 01 Liberec, Liberec XI-Ruzodol I, CZ
Kucera, Ludek, 460 01 Liberec, Liberec IV-Perstyn, CZ
Zak, Josef, 460 01 Liberec, Liberec XII-Stare Pavlovice, CZ
Blaha, Miroslav, 460 10 Liberec, Liberec XXII-Horni Sucha, CZ

(74) Musil, Dobroslav, Zábrdovicka 11, 615 00 Brno, CZ

(51) **D04B 1/16** (11) **3 751 038 A2**
(25) En (26) En
(21) 20179311.4 (22) 10.06.2020

319

図 3.5-5　歐洲專利公報範例 [4]

表 3.5-4　專利公報內容比較表

	中華民國	美國	歐洲
專利公報內容	書目資料 申請專利範圍 相關圖式	書目資料 申請專利範圍 相關圖式	書目資料
出版頻率	每月三次	每週一次	每週一次

重點整理

- 專利公報（patent gazette）是各國專利主管機關正式公告之技術文獻。
- 申請我國專利時，智慧財產局會給予一「申請號」，由<u>民國年</u>＋<u>種類</u>與<u>流水號</u>組成。
- 美國發明專利公報包含首頁（front page）、圖式（drawing sheets）與文字說明（description）等三部分。

參考文獻

1. 吳明峰、溫志煜。非接觸式切換出水模式之水龍頭結構及其控制方法。中華民國發明專利，第I607170號，2017。

2. 黃振嘉，季馬修。運動手錶。中華民國設計專利，第D182920號，2017。

3. Charvi Shetty, Vinidhra, IndrejitJutla. System and Methods for Monitoring Respiratory Function. US 10,810,283 B2, 2020

4. European Patent Bulletin, Available at: https://www.epo.org/searching-for-patents/legal/bulletin/download.html. Accessed 25 March, 2021.

3.6 專利分類

在專利公報上，【51】Int. Cl. 即是國際專利分類號（International Patent Classification, IPC）的識別代碼與款目之縮寫，係根據專利所揭露的技術內容，所提供的一種簡易與通用的技術分類系統[1]。透過 IPC 的分類，對於全球 100 多個國家的專利，提供一個有系統層次的分類。利用檢索統計，對於各個技術領域的技術發展狀況作出評價以外，也可以針對專利的進步性與新穎性提供很有用的訊息。

IPC 是按照技術主題來設立，其採用階層結構將整個技術領域，按降冪方式依次分為部（Section）、類（Class）、次類（Subclass）、主目（Main group）、次目（Sub group）等五個不同的等級來排列。目前 IPC（2018）共分為有八個部，並用 A 至 H 中的一個大寫字母表示[2]：

A：人類生活需要

B：作業、運輸

C：化學；冶金；組合化學

D：紡織；造紙

E：固定建築

F：機械工程；照明；加熱；武器；爆破

G：物理

H：電學

部的分類，可以說是第一階廣泛的內容，其下第二階再分為類，為兩位數所組成；主要是針對該領域之技術特徵，作出更明確的定義與意涵，比方 A61，即是「人類生活需要底下醫學或獸醫學；衛生學」。G01，為「物理底下之測量」。

緊接著第三階，則為次類，是更為詳細的技術分類規範，主要由大寫

英文字母所構成（不用 A, E, I, O, U 與 X）。比方 A61P，為「化學藥品或醫藥製劑之療效」；G01R 則為「測量電變量；測量磁變量」。

　　第四階的目與第五階的次目，係分別由 1 至 3 個數字、斜線、數字 00 以及不為數字 00 所組成，想當然耳，這是針對技術最特定之特徵。比方 A61P-001/00 為「治療消化道或消化系統疾病之藥物」，而 A61P-001/16 則為「治療肝臟或膽囊疾病之藥物，例如保肝藥、利膽藥、溶石藥」；G01R-009/00 為「採用機械共振之儀表」；G01R-009/02 則為「振動式檢流計，如用於測量電流」。

　　圖 3.5-1 之專利公報，將「非接觸式出水模式之水龍頭結構及其使用方法」歸為 F16K 31/22；F16K 27/06 與 F16K 31/64 三種，係為 F16K 三階「閥；龍頭；旋塞；致動浮筒；通風或充氣裝置」底下之分類（圖 3.6-1）。由此可見，一個發明專利或新型專利案，分類並不只一種。圖 3.5-4 美國專利公報之範例「監控呼吸功能之系統與方法」，因牽涉到兩種技術領域，也因此有兩種分類。

　　在生活中，有許多的周遭物品，包含杯子、檯燈或者手機外型或資訊儀表板等巧思，充滿了適合申請設計專利的條件。1968 年羅卡諾協定（Locarno Agreement）有了國際工業設計分類（Locarno Classification, LOC）用以管理與檢索[3]。目前我國使用的是 2009 年 1 月生效的第 9 版國際工業設計分類（International Classification for Industrial Designs）。

　　此分類先以用途來分大類（32 classes），其次再以所代表的標的加以分類（219 subclasses），以兩階表示（圖 3.6-2）。在第一階分類與第二階的號碼，採用兩位阿拉伯數字（數字 1 到 9 的前面必須加 0），兩者間用一個破折號來加以分開。此外，在物品分類號碼前，加上羅卡諾的簡稱「LOC」，在 LOC 後面的括弧中以阿拉伯數字註明版，接著標示 Class 的縮寫「Cl.」。舉例來說，LOC (9) Cl. 24-03 為修復手術用品[4]。

中華民國專利系統 - Google Chrome

twpat5.tipo.gov.tw/tipotwoc/tipotwkm?.192700040700000000000000000^07_F1K6^e0__70000032000640000001000DD1D5843#JUMPC

- ⊞ F16J:活塞；缸；一般壓力容器；密封
- ⊟ F16K:閥；龍頭；旋塞；致動浮筒；通風或充氣裝置
  - ⊞ F16K-001/00:提升閥，即具有閉合元件之切斷裝置，閉合元件至少有開啟與閉合運動之分力垂直於閉合面（隔膜閥見7/00）
  - ⊞ F16K-003/00:閘門閥或滑閥，即具有閉合元件之切斷裝置，閉合元件為開啟和關閉有沿閥座之滑動（5/00優先，堰堤或低堰
  - ⊞ F16K-005/00:僅包含切斷裝置之龍頭或旋塞，切斷裝置至少有一個密封面的形狀近於旋轉實體之完整表面，啟閉運動主要係
  - ⊞ F16K-007/00:隔膜切斷裝置，如用元件變形以閉合通道，而元件不整個移動（靠撓性壁變形操作之容器閘門或封口件見B65
  - ⊞ F16K-011/00:多通閥，如混合閥；裝有此種閥之管件；閥及專門適用於混合流體之流送管配置 [4]
  - ⊞ F16K-013/00:切斷裝置之其他結構形式（塞住管子或軟管之裝置見F16L 55/10）；用於切斷的裝置 [4]
  - ⊞ F16K-015/00:單向閥（專門適用於充氣球之閥見A63B41/00）
  - ⊞ F16K-017/00:安全閥；平衡閥（用於浮質容器之減壓裝置見B65D83/70）
  - ⊞ F16K-021/00:輸液閥（特別適用於浮質容器者見B65D83/44；用於液體輸送見B67D；用於廁所或類似場所之沖洗裝置見E03
  - ‣ F16K-023/00:用於防止從噴嘴滴漏的閥
  - ⊞ F16K-024/00:用於置套通風或充氣之裝置，如閥（平衡閥見17/00；配置或安裝於管子或管系統內者見F16L 55/07；通風或
  - ⊞ F16K-025/00:關於閥元件與閥座之間接觸的部件（除啟閉以外的閥元件之運動見29/00；密封結構，按閥之型式見相應各目
  - ⊞ F16K-027/00:閥殼結構（焊接閥殼之方法見B23K）；其材料之應用
  - ⊞ F16K-029/00:除啟閉閥以外之閥元件運動用之裝置，如用於研配，用於防止卡住
  - ⊞ F16K-031/00:操作裝置；釋放裝置
  - ‣ F16K-033/00:操縱閥或其他裝置用之浮筒
  - ⊞ F16K-035/00:防止偶然的或未經許可動作之裝置
  - ‣ F16K-037/00:在閥或其他切斷裝置內或在其上的特殊裝置，用於指示或記錄其操作，或用於使能報警
  - ⊞ F16K-039/00:用於在密封面上卸壓的裝置
  - ⊞ F16K-041/00:軸密封
  - ‣ F16K-043/00:在閥內之輔助閉合裝置，在修理閥時，如清洗閥時能承擔正常閉合裝置之功能；為相同目的而臨時替換閥零件
  - ⊞ F16K-047/00:在閥內吸收流體能量之裝置（用於管子者見F16L55/00）
  - ‣ F16K-049/00:在閥內或閥上用於加熱或冷卻之裝置（用於管子見F16L53/00；有關管子或管系統之絕熱見F16L 59/16）
  - ⊞ F16K-051/00:非專門用於特殊型式的閥或切斷裝置之其他部件
  - ‣ F16K-099/00:本次類其他各目中不包含的技術主題 [8]
- ⊞ F16L:管子；管接頭或管件；管子、電纜或護管之支撐；一般的絕熱方法
- ⊞ F16M:非專門用於其他類所包括的發動機或其他機器或設備之框架、外殼或底座，機座或支架
- ⊞ F16N:潤滑
- ⊞ F16P:一般安全裝置
- ⊞ F16S:一般結構元件；用此種元件組成的一般構件
- ⊞ F16T:凝汽閥或從主要盛裝氣體或蒸汽之密閉容器中排放液體之類似裝置

圖 3.6-1　F16K 涵蓋之第四與第五階（目與次目）

「國際專利分類」與「國際工業設計分類」是目前國際上大多數國家分別用以管理發明、新型專利以及設計專利的通則；但仍有其他的分類法，如美國採用的 USPC（Uinted States Patent Classification）、歐盟所建立的 ECLA（European Patent Office Classification）等等。

中華民國專利系統 - Google Chrome

🔒 twpat5.tipo.gov.tw/tipotwoc/tipotwkm?.5558D1D0000000000600200007___^4:

- ⊞ 01:食品
- ⊞ 02:服裝和服飾用品
- ⊞ 03:其它類未列入的旅行用品、箱子、陽傘和個人用品
- ⊞ 04:刷具類
- ⊞ 05:紡織品、人造和天然材料片材類
- ⊞ 06:家具
- ⊞ 07:其他類未列入的家用物品
- ⊞ 08:工具和五金器具
- ⊞ 09:用於商品運輸或裝卸的包裝和容器
- ⊞ 10:鐘、錶和其他計測儀器、檢查和信號儀器
- ⊞ 11:裝飾品
- ⊞ 12:運輸或起重工具
- ⊞ 13:發電、配電和變電的設備
- ⊞ 14:記錄、通訊或資訊再生設備
- ⊞ 15:其他類未列入的機械
- ⊞ 16:照相、電影攝影和光學儀器
- ⊞ 17:樂器
- ⊞ 18:印刷和辦公機器
- ⊞ 19:文具用品、辦公設備、藝術家用品及教學材料
- ⊞ 20:銷售和廣告設備、標誌
- ⊞ 21:遊戲、玩具、帳篷和體育用品
- ⊞ 22:武器、火藥用品、狩獵、捕魚及捕殺有害動物的器具
- ⊞ 23:液體分配設備、衛生、供熱、通風和空調設備、固體燃料
- ⊟ 24:醫療和實驗室設備
  - ‣ 24-01:醫生、醫院和實驗室用器具和設備
  - ‣ 24-02:醫療儀器、實驗室用儀器和工具
  - ‣ 24-03:修復手術用品
  - ‣ 24-04:用於包紮、護理和醫療的材料
  - ‣ 24-99:其他
- ⊞ 25:建築構件和施工元件
- ⊞ 26:照明設備
- ⊞ 27:煙草和吸煙用具
- ⊞ 28:藥品、化妝品、梳洗用品和器具
- ⊞ 29:防火、預防事故及救援裝置和設備
- ⊞ 30:動物的管理與馴養設備
- ⊞ 31:其他類未列入的食品或飲料製作機械的設備

圖 3.6-2　國際工業設計分類 [3]

重點整理

- 國際專利分類（International Patent Classification, IPC）是目前國際上大多數國家分別用以管理發明、新型專利的通則，而「國際工業設計分類」則作為設計專利分類的參考。
- IPC 是按照技術主題來設立，其採用階層結構將整個技術領域，按降冪方式依分成五個不同的等級來排列。
- 生活中，有許多的周遭物品，包含杯子、檯燈或者手機外型或資訊儀表板等巧思，充滿了適合申請設計專利的條件。

參考文獻

1. 經濟部智慧財產局，中華民國專利資訊檢索系統。Available at: https://twpat.tipo.gov.tw/
2. 科技產業資訊室，專利技術分類與技術發展趨勢。Available at: https://iknow.stpi.narl.org.tw/post/Read.aspx?PostID=3449. Accessed 6 July, 2020.
3. The LOcarno Classification (LOC)。Available at: http://mhsung.idv.fcu.edu.tw/Patent/IPC/IPC_36.htm. Accessed 6 July, 2020.
4. 黃少瑜，你所知道的設計專利有多少？北美智權報，2015。Available at: http://www.naipo.com/Portals/1/web_tw/Knowledge_Center/Laws/US-115.htm. Accessed 6 July, 2020.

3.7 專利說明書與專利範圍

藉由專利公報的訊息，我們可以了解在何時已經有怎樣的技術，以及簡要的技術內容或專利保護範圍，除了可以作為專利檢索分析以外，也

可以作為我們專利申請時的佐證書目資料。接下來要進行申請時，必須要提供一份文件，目的是讓審查委員明瞭針對所遇到的問題，我們可以提供怎樣的解決手段、如何進行，證明在同技術領域中，具有通常知識者依先前技術無法輕易完成，然後支持申請專利保護範圍，這就是「專利說明書」。

根據《專利法》第 25 條 [1]，「申請發明專利，由專利申請權人備具申請書、說明書、申請專利範圍、摘要即必要之圖式，向專利專責機關申請之」。第 26 條更進一步描述說明書與申請專利範圍之間的關係。首先是「說明書」方面，應明確且充分揭露，使該發明所屬技術領域中具有通常知識者，能了解其內容，並可據以實現 [2]；在「申請專利範圍」方面，除應界定申請專利之發明外，其所記載之請求項應以明確、簡潔之方式記載，且必須為說明書所支持。既然說明書在申請專利是如此關鍵，那我們先來看一下「智慧財產局」提供的發明專利申請書範例之架構 [3]，包含有基本資料（如發明名稱、發明人、申請人等等）、發明摘要、發明專利說明書、申請專利範圍與圖式。其中，發明專利說明書即包含了發明名稱、技術領域、先前技術、發明內容、圖式簡單說明、實施方式與符號說明。茲以《專利審查基準》第二篇 [4]，作重點式的描述與說明，如表 3.6-1。

上述乃以申請發明專利為途之說明書，倘若欲申請新型專利 [5]，說明書應載明該新型名稱、技術領域、先前技術、新型內容、圖式簡單說明、實施方式及符號說明等事項，並附加標題；其內容說如發明專利之說明書。

若欲申請設計專利，專利申請人需備具申請書、說明書及圖式 [6]。其中，說明書應載明設計名稱、物品用途及設計說明，應依所定順序及方式撰寫，並附加標題。其名稱，與前述兩項專利考量差異較大。根據《專利審查基準》第三篇所述，「設計名稱係界定設計所應用之「物品」的主要

依據之一，其應明確、簡要指定所施予之物品，且不得冠以無關之文字。

　　《專利審查基準》第三篇對於「物品用途」爲：「係用以輔助說明設計所施予物品之使用或功能等敍述，使該設計所屬技藝領域中，具有通常知識者能了解其內容，並可據以實現」。對於「設計說明」，則以「係輔助說明設計之形狀、花紋、色彩或其結合等敍述，包括設計特徵及與圖式所揭露之設計有關的情事，使該設計所屬技藝領域中，具有通常知識者能了解其內容，並可據以實現」。而設計之圖式，必須符合「可據以實現」要件，亦即設計之圖式必須備具足夠之視圖，以充分揭露所主張設計之外觀，且各視圖應符合明確之揭露方式，使該設計所屬技藝領域中，具有通常知識者能了解申請專利之設計的內容，並可據以實現[6]。

表 3.7-1　發明專利說明書之架構

部分	描述	（舉例）說明
發明名稱	應簡明表示所申請發明之內容，不得冠以無關之文字，其應記載申請標的，並反映其範疇，例如物或方法；另，發明名稱中不得包含非技術用語，例如人名、地名、代號等；也不得包含模糊籠統之用語。	1. 「一種非接觸式監控胎心音之技術」，技術應改為方法。 2. 「可以省時之腦波配置方法」，省時一詞較為籠統，儘量避免。
技術領域	具體的技術領域，通常與發明在國際專利分類表中，可能被指定的最低階分類有關。	係為技術在已知產業中的應用領域；或者以國際專利分類最詳盡的分類做參考。
先前技術	應記載申請人所知之先前技術，並客觀指出技術手段所欲解決，而存在於先前技術中的問題或缺失。	採用較為客觀的比較，比方「先前技術在某方面之準確度較低」或者「先前技術並無此功能」等。

部分	描述	（舉例）說明
發明內容	發明內容包含「發明所欲解決之問題、解決問題之技術手段，及對照先前技術之功效」等三部分。	需提供欲解決某一問題或是達成該目的之具體手段，並要達到先前技術未能滿足之功效，比方精密度或準確度等。
圖式簡單說明	有圖式者，應以簡明之文字，依圖式之圖號順序說明圖式。	應參照工程製圖方法以墨線繪製清晰，於各圖縮小至2/3時，仍得清晰分辨圖式中各項細節；圖式應註明圖號及符號，並與說明書的內容作配合。
實施方式	記載實施方式時，應就申請人所認為實現發明的較佳方式或具體實施例予以記載，以呈現解決問題所採用的技術手段，應記載一個以上發明之實施方式，必要時得以實施例說明；有圖式者，應參照圖式加以說明。	為支持申請專利範圍，實施方式中應詳細敘明申請專利範圍中所載之必要技術特徵，並應使該發明所屬技術領域中，具有通常知識者，在無需過度實驗的情況下，即能了解申請專利之發明的內容，並可據以實現。
符號說明	有圖式者，應依圖式之圖號或符號順序，列出圖式之主要符號並加以說明。	可以一目瞭然或是快速找到專利說明書所對應之元件。

　　完成了一份專利說明書，揭露了相當的技術手段用以解決問題，那申請主張且被審核通過的權利才是真的權力範圍。想當然耳，申請權利越大，專利價值也可能越高吧？其實這並不完全正確。主要是我們欲申請的專利範圍，可能與先前技術（圖 3.7-1 上，A-C 為已公告之專利）已取得的權利主張部分重疊，而缺乏新穎性；倘若沒有適當的限縮（圖 3.7-1

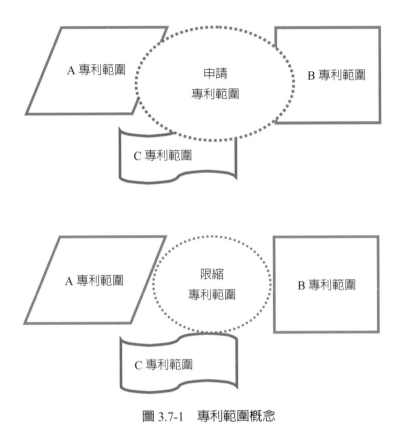

圖 3.7-1　專利範圍概念

下），那專利根本就會被劾駁，連證書都拿不到了。這些權利範圍，即是
「專利範圍」。

專利範圍（claim）是一件專利所界定權利效力所及之範圍，是專利權
人與主管單位的法律契約。在其申請專利範圍內，物品專利權人專有排除
他人未經其同意而製造、爲販賣之要約、販賣、使用或爲上述目的而進口
該物品之權；而方法專利權人專有排除他人未經其同意，而使用該方法及
使用、爲販賣之要約、販賣，或爲上述目的而進口該方法直接製成物品之
權[1]。《專利審查基準》第一篇即提到，「申請人具體請求保護的發明必

須記載於申請專利範圍，即申請專利範圍應界定申請專利之發明」。申請專利範圍得包括一項以上之請求項，各請求項應以明確、簡潔之方式記載，且必須為說明書所支持[7]。請求項係用於記載申請人認為是界定申請專利之發明的必要技術特徵，且為決定是否符合專利要件、提起舉發或主張專利權等的基本單元，這原則在發明專利與新型專利都適用。

　　專利申請範圍包括「獨立項」與「附屬項」，茲分別列舉國內新型專利公報與美國專利公報來感受一下這文件的內容（圖 3.7-2 與圖 3.7-3）。無論是獨立項或附屬項，每一項均為一單一完整句子，句號只能於最後面出現，而於該項中間可以使用逗號、冒號或分號等做必要的分隔。其中，獨立項（independent claim）係單獨存在的文字敘述，並不依附於任何權利請求項，獨立項需載明申請專利之標的、構成及實施之必要技術內容與特點。當每一獨立項之構成要件或條件愈多時，其所受之限制就愈多，權利範圍就愈小。

【57】申請專利範圍

1. 一種點滴掛架，包含有：　　　　　➡ 獨立項

一立件，具有一呈直立柱狀之第一身部，一容納空間係自該第一身部之頂端往下沿一延伸方向延伸預定長度地設於該第一身部上；

一吊件，具有一吊體，係以一端樞接於該第一身部之頂端上，並得以樞接之處為一轉軸而於一展開及一收合位置間轉動，當位於該展開位置上時，係使介於該吊體之另一端與該轉軸間之一虛擬直線係與該第一身部之柱軸相隔一不為平角之展開角，而當該吊體位於該收合位置上時，則使該虛擬直線係同軸或平行於該容納空間之延伸方向，並使該吊體得沿該延伸方向將自身之至少一部分插入該容納空間中。

2. 如請求項 1 所述之點滴掛架，其中，該容納空間係呈孔狀，並使孔軸同軸於該第一身部之柱軸。　　　　　➡ 附屬項

3. 如請求項 2 所述之點滴掛架，其中，該吊件係更包含有一用以作為該轉軸之樞桿，固設於該第一身部之頂端並橫陳於該容納空間中，且使桿軸垂直於該第一身部之柱軸。

4. 如請求項 3 所述之點滴掛架，其中，該吊件係更包含有一孔狀之滑道，貫設於該吊體，並穿套於該樞桿上，且當吊體位於該收合位置上時將自身之至少一部分插入該容納空間時，係使該吊體藉該滑道於該樞桿上滑移。

5. 如請求項 1 所述之點滴掛架，其中，該立件係更包含有至少一擋部，係突設於該第一身部上，並與位於該展開位置上之該吊體之一側抵接，用以將該吊體定位於該展開位置上。

圖 3.7-2　國內新型專利申請專利範圍之範例[8]

US 8,449,835 B2

<table>
<tr><td>7</td><td>8</td></tr>
</table>

What is claimed is:

1. A device for fecal occult blood test, comprising: ⟶ 獨立項

a first casing comprising a first containing portion therein and an extraction hole;

a second casing comprising a second containing portion therein and a receiving groove; 5

a sampling portion comprising:

   a fixing member fixed in the first containing portion and defining a passageway corresponding to the extraction hole; and

   a sampling apparatus comprising a drawing member, a fixing end portion, a specimen collecting portion, and a puncture end portion, the drawing member being extendable out of the extraction hole and used to draw the fixing end portion through and into the passageway for positioning the fixing end portion in the passageway after sampling, the specimen collecting portion connected with the fixing end portion for temporarily positioning sampled specimens, the puncture end portion coupled with the specimen collecting portion for puncturing; 20

a specimen processing portion disposed in the second casing and mostly located inside the second containing portion, the specimen processing portion comprising a storing chamber, a first film, a second film and a liquid, the first and second films securely storing the liquid in the storing chamber; 25

at least a testing portion disposed in the second containing portion and communicable with the receiving groove; and 30

a packing cylindrical member defining a packing space therein:

附屬項 ⟵

liquid flows into the receiving groove and the at least a testing portion tests the testing liquid to show directly test results.

2. The device for fecal occult blood test of claim 1, wherein the second casing comprises a see-through portion capable of directly displaying the testing results of the testing portion while testing the testing liquid.

3. The device for fecal occult blood test of claim 1, wherein the first and second casings form a first thread portion and a second thread portion respectively so as to engage with each other for fixture thereof, the puncture end portion is driven to sequentially penetrate the first and second films during engagement and fixture of the first and second casings.

4. The device for fecal occult blood test of claim 3, wherein the packing cylindrical member forms a first screw portion and a second screw portion at two opposite ends of the packing cylindrical member, the first screw portion is used to engage and fix with the first thread portion, and the second screw portion is used to engage and fix with the second thread portion.

5. The device for fecal occult blood test of claim 1, wherein the passageway is gradually narrowed in width from a bottom of the passageway to a top thereof, and further forms a restriction top rim, the fixing end portion comprises an outer oblique face corresponding to the gradually narrowed passageway, and a limiting bottom face corresponding to the restriction top rim, wherein after sampling, the fixing end portion is drawn by the drawing member until the outer oblique face is forced to squeeze through the restriction top rim, and the limiting bottom face is engaged and fixed onto the restriction top rim.

6. The device for fecal occult blood test of claim 1, wherein the liquid is one of buffer solutions and physiological equal-

圖 3.7-3　美國專利申請專利範圍之範例 [9]

　　獨立項應敘明申請專利之標的及其實施之必要技術特徵。必要技術特徵，指申請專利之發明為解決問題所不可或缺的技術特徵，其整體構成發明的技術手段，係申請專利之發明與先前技術比對之基礎[7]。至於每一附屬項，必須依附於先前之某一獨立項，可依附於先前之另一附屬項，如圖 3.7-2 與 3.7-3 藍色虛框所示。茲再以簡要概念來說明：

1. 一種生理量測裝置，其包含 A、B；其中，該 A 與 B 的連結關係為 R1（獨立項）。

2. 如申請專利範圍第 1 項所述之一種生理量測裝置，其中該 A 設有一 X 元件，且 A 與 X 元件之關係為 R2（依附第 1 項）。

3. 如申請專利範圍第 2 項所述之一種生理量測裝置，其中該 X 元件設有

連接管，能將電子訊號傳給 B（依附第 2 項）。

重點整理

- 專利公報可以作爲專利檢索分析，也可以作爲專利申請時的佐證書目資料。
- 申請發明專利，由專利申請權人備具申請書、說明書、申請專利範圍、摘要即必要之圖式，向專利專責機關申請之。
- 專利範圍（claim）是一件專利所界定權利效力所及之範圍，是專利權人與主管單位的法律契約。
- 專利申請範圍包括「獨立項」與「附屬項」，獨立項應敘明申請專利之標的及其實施之必要技術特徵。

參考文獻

1. 專利法，第25條。2019。
2. 林育輝。談專利說明書之可據以實現要件─以智慧財產法院案例爲中心。專利師，2019，第36期。
3. 發明專利申請書範例。Available at: https://www.tipo.gov.tw/public/Attachment/742815245498.pdf. Accessed 18 March, 2020.
4. 專利審查基準，第二篇。2014。
5. 專利審查基準，第四篇。2020。
6. 專利審查基準，第三篇。2020。
7. 專利審查基準，第一篇。2012。
8. 何崇萍。點滴掛架，中華民國新型專利，第M602436號，2020。
9. Ming-Feng Wu. Device for fecal occult blood test. US 8,449,835 B2. 2013.

第四章 培養創新具體化的習慣

　　當我們了解創新可以具體化的方向，那麼有一個方法可以在毫無壓力下將之完成，那就是「習慣的培養」。本章節將建議讀者，如何培養一個習慣，讓創新到具體化的過程，可以簡單又經濟。

——吳明峰

　　《商標法》第18條：「商標，指任何具有識別性之標識，得以文字、圖形、記號、顏色、立體形狀、動態、全像圖、聲音等，或其聯合式所組成」[1]。其功能在於使用人用以表彰自己營業的商品或服務，讓一般消費者可以藉由商標而認識到他所想要購買的商品或服務，不會與其他商品混淆。《著作權法》第3條：「著作：指屬於文學、科學、藝術或其他學術範圍之創作」以及第10條：「著作人於著作完成時享有著作權」[2]。而《專利法》第一條：「為鼓勵、保護、利用發明、新型及設計之創作，以促進產業發展」[3]。很明顯的，這三個預期目標之功能，是不一樣的。

　　如圖4.1-1所示，當我們準備創業，期待消費者看到標識就可以聯想到產品或服務，此時，「商標」就是個選擇；當我們預期進行學術發表或完成者作曲、電腦程式、影像或者舞蹈之表現，即享有「著作權」；而具有產業利用性之思想創作方法或者結構功能與外觀，當具有顯著的進步性時，那「專利」就是個選擇。當然，這僅是大致的方向，若有符合申請項目之要件或者其他考量，也可以申請其他類別或一起申請；比方「電腦程式」除著作權外，也可以申請專利或者商標，甚至是營業祕密[4-5]。考量的動機，若為著作，是權利取得容易，且保護期較長（著作人身存期間及其死亡後50年），但保護僅及於該著作之表達，禁止他人重製其電腦程式，不能禁止他人以不同文字或數碼之「表達」。若為專利，其優點是在其專利範圍內具有排他性，但審查期長，且取得需符合要件，較不容易通過，專利期間為申請日起20年；至於營業祕密，雖無保護其限制，但只要他人以正當方式破解，便無受保護。同理，一份臨床研究有了創新的發現，除了期刊論文發表以外，若此發現也具有產業利用性，比方某腸內菌對脹氣改善的功效，也可以在專利上作發揮。

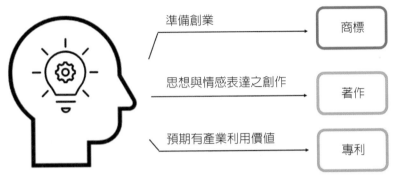

圖 4.1-1　創新具體化的預期目標

　　市面上可能有很多的訓練來達成這些目的，但非智財或法律專業底子出身或者非在該團隊工作者，可能沒有那麼多的經費使用或專家諮詢，那麼「習慣的培養」就是一個好的方式。主因是上述**具體化標的的元素，都需要做記錄，然後加以說明**。尤其，靈感稍縱即逝，若沒養成一個習慣，當再次想起時，說不定已經有產品或著作在眼前了。

　　習慣的培養，最主要的就是「勤作筆記」，那是一個最簡便、經濟也最為有效的方式。筆記裡頭，隨時想到時就用圖畫的標示，同時，要能條列出解決問題的專業想法以及必須留意的倫理議題；一段時間後，如果在某場合或某時間點又想到同樣的主題，不同角度或者延伸的看法，一樣記錄下來，然後再作彙整，很容易把點的想法串連成線，而有創新之舉。

4.1 筆記的要點

　　一個新點子，可能來自於生活中的食、衣、住、行、育、樂；工作、甚至是睡眠，當觀察到有哪些需要進行改善時，第一個就是「發現問題」。我想很多人會抱怨怎樣的不方便、不準確或者效能不好，但此時，

若可以記下問題，哪天看到或想到什麼手段可以解決，就得到一份屬於自己創新的禮物。為了能掌握那瞬間的靈感，同時後續又能夠有條理的追溯，一份不用花太多時間的帶圖式筆記非常實用。

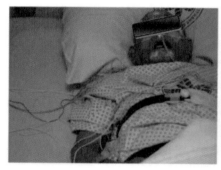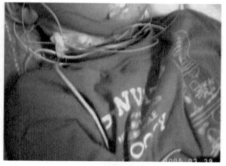

圖 4.1-2　整夜多項生理檢查。圖左為一般人檢測狀況，圖右為小朋友因翻身造成之纏繞情形（臺中榮民總醫院睡眠中心提供）

　　圖 4.1-2 是我在早期進行整夜多項生理檢查（Polysomnograpgy, PSG）時候所發現到的情形。在檢查標準規範底下，必須在民眾身上接上腦波線、呼吸器流感測器、麥克風感測器、下頜肌電圖、指尖血氧濃度、胸部與腹部呼吸感測線，以及下肢肌電圖等等近 20 條線在身上。一般民眾除了上廁所較不方便外，大致上沒什麼問題（圖左）；然而，小朋友睡覺時，除了會翻身，甚至趴睡或者頭腳顛倒迴轉 180 度，由於感測線另一端接頭會固定於床頭，此時，便會看到感測線纏繞在脖子現象（圖右），麥克風感測器已脫落，而幾條腦波線雜訊也變多，我們於監控系統發現，便會進房重新黏貼。可是，這麼多線纏在一起，別說是重貼，光是要拆下都非常有難度。

　　後來研究所修習一門科目叫「電腦網路與無線通訊」，就利用這概念看看是否可以將固定於床頭的檢測無線化，於是我作了一個筆記，裡頭就條列可能的模組化方法以及圖式元件（圖 4.1-3）。欲解決問題之技術，經過不斷的設計與修正，而取得我生平第一件專利（圖 4.1-4）[6]。要不是平常就有記錄問題的習慣，那麼有可能得到一個好的技術，也不知道怎麼用。

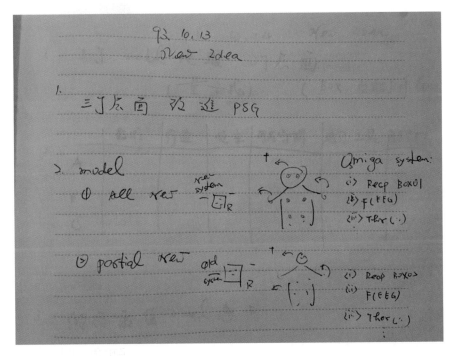

圖 4.1-3　以無線通訊技術尋求解決睡眠檢查，感測線固定於床頭之筆記

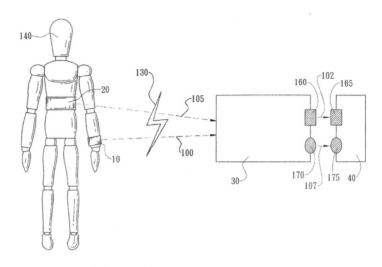

圖 4.1-4　無線睡眠檢測連結模組 [6]

4.2 圖畫的標示

　　圖式是各類專利重要的元素，也是商標跟著作很重要的呈現方式。這也就是筆記裡頭，建議畫圖（包含結構圖、流程圖、統計圖等等）來記錄的原因，待整個完整的創作接近完成，在進行修改即可（如圖 4.1-3 到 4.1-4 的過程）。《專利法施行細則》第 17 條規定，「說明書有圖式者，應以簡明之文字，依圖式之圖號順序說明圖式；應依圖號或符號順序列出圖式之主要符號並加以說明」[7]。

　　圖號應以「圖 1」或「第 1 圖」的原則，在每一張圖式依序編號，順序原則上以說明書中提到的先後為準。而元件符號的編號雖無硬性規定，但為閱讀方便，原則上先以主要元件為主，如標示 1、2、3 之單一層數字，再依結構上各次要元件的層級以 11、12，以及 111、121 之原則作編號。另外，圖式雖然不得記載其他說明文字，但一般於流程圖或方框圖

中，還是會以文字來說明該步驟所包含的程序和動作，或是該方框所代表的組成名稱。如圖 4.1-4 所標示，10、20、30 與 40 分別爲腕帶感測模組、腰帶感測模組、病患介面盒與主機；130 與 140 分別爲無線傳輸與受檢者；160 與 165 以及 170 與 175 分別爲血氧濃度輸出端元件、血氧濃度輸入端元件，以及病患介面輸出端元件與病患介面輸入端元件。然而，當進行筆記時，建議採用簡單方式即可，以縮短註記時間。

　　圖畫的標示，對於著作也非常的重要。在《肺功能檢查原理與臨床實務》一書中[8]，圖 4.1-5 係其爲氣體交換檢查（DL_{CO}-sb）之操作過程。X 軸爲時間（sec）；左邊 Y 軸爲通氣量（L）；右邊上方 Y 軸爲混合氣分率；而右邊下方 Y 軸爲流率（L/sec）。在圖上方，我們標示許多元件代號，其中，A 線爲吸氣時混合氣之分率（CH4 與 CO 皆爲 0.3%），憋氣一段時間後吐氣時 CH4（藍線：B）與 CO（紅線：C）分別有不同分率。而 E 線（藍色實線）爲通氣量，左邊上升爲吸氣，中間平行部分爲憋氣，而右邊則爲吐氣，從此範例可以看到病患量（VI），已達到 90% 的 VC 預測值的量。而 F 線（黑色實線）則爲病患呼氣與吹氣之情形，從左側往右下滑至 0（L/ sec）的位置，可以對應至 E 線的 b 點，此時間點即是 Jones-Meade 法的吸氣末端，由此往前推 1/3 的時間點，即是 Jones-Meade 法的憋氣時間起點（a 紅色虛線）。

　　圖右邊爲吐氣之開始（d 的位置），這部分爲未參與氣體交換的混合氣（死腔氣體），需將之排除後才能作取樣，此範例說明排空之死腔量爲 0.75L，而取樣區間（D）爲 1.0L，兩者皆符合標準程序之要求。而取樣區間的中點（e 紅色虛線），至憋氣時間起點（綠色虛線），是爲 Jones-Meade 法憋氣時間。

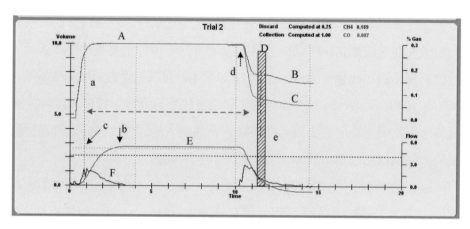

圖 4.1-5　氣體交換檢查（DL_CO-sb）操作說明圖 [8]

4.3 解決問題的專業知識

　　本書第三章曾提到，「專利的進步性，則係指該發明為其所屬技術領域中，具有通常知識依申請前之先前技術無法輕易完成」。這句話直覺來說，係透過非顯而易知的（non-obvious）的專業知識，對於問題提出解決的手段，以達到改善問題的特定效果或價值。也因此，各領域的堅固理論基礎是專業知識最基本的核心 [9]。

　　然而，在創新的過程中，除專利外，商標申請也需要接受審查；一般著作完成，創作者雖有著作權，但要進行刊登仍需要接受出版社的審查。也因此，單純的專業基礎理論必須加上申請標的的要求，才擁有較完整的創新專業知識。舉例來說，一份學術研究成果若要投稿期刊，在投稿規範裡頭已說明引用的格式或圖的解析度，若投稿沒有去嚴謹的配合，要刊登就很有難度；擁有一個降低雜訊的胎兒心音監控技術，欲申請專利，但若沒有進行專利檢索，很可能因進步性不足而被駁回。此外，若不知道職務之發明，自行申請專利並使產品上市，則可能違反專利法第 7 條之規定，

原好事一樁，卻成敗筆。

　　因此在進行創新設計時，第一個要確認的是基礎理論是否得以支持。舉例來說，我們都知道非接觸式水龍頭可以降低接觸感染，在一些研究報告上，相較於傳統式水龍頭更有節水的效果。可是，一般非接觸式水龍頭，每當感應一次的出水量被設定成一定時間。出水時間較長者，方便長時間洗手，但若像用肥皂搓手時的一段時間不斷出水，則變成浪費；出水時間較短者，若要取用較多的水或者洗手較久，必須要不斷感應。因此，針對這問題，我們假設可以依照使用者需求，在基本出水量與時間上，可以隨時停止供水、加大出水量或者延長出水時間。經過檢索後，市面上確實有延長出水時間的感應式水龍頭，但必須使用者去感應水龍頭上方或側面，才達到效果。

　　欲達到這樣上述的功能以及具有進步性，我們假設兩個感測器，一個是被動式紅外線，一個是主動式紅外線，在未考慮水花的干擾下，兩者分別扮演開關跟測距的角色，並請國立中興大學溫志煜教授，根據我的假設，以貝氏定理進行偵測估算是可行的（圖 4.1-6）；我們之後再修正為模糊控制（fuzzy control），可以讓使用者按照需求，作基本出水、加大出水量、延長出水時間以及隨時停的功能，如此可以滿足不同使用者需求，亦有節水效果，並很順利的拿到中華民國發明專利證書。

　　在臨床照護上，每個單位都有其專業知識，養成平常善用解決問題的專業知識之習慣，會讓創新變得很容易。

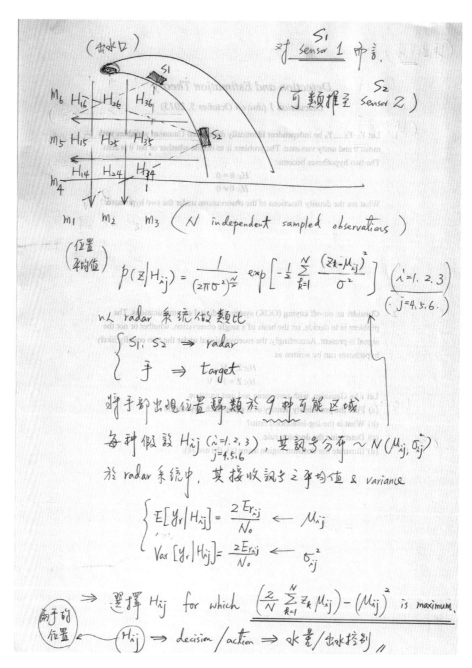

圖 4.1-6　非接觸式水龍頭測距之估算 [10]

4.4 相關倫理的規範

　　有句臺灣諺語：「牛毋通敖行，人毋通出名」。是說當牛的腳力好，勤於走路，就更常會被派去拉車或拖犁，工作量勢必繁重；而人一旦出名就會增加許多麻煩與困擾」。沒錯，當我們默默無聞時，根本不會有人在意；然而，當有一些成果或者潛在利益發生時，很多糾紛就會接踵而來，這在專利實務上最常聽聞，我們就不多說明，然而在著作以及商標也時有所聞。

　　舉例來說，經濟部智慧財產局在 2009 年舉辦第二屆「智慧活力，秀出創意」保護著作權創意宣導海報設計競賽[10]，其中一份《著作，支離破碎》，以紙飛機的燒毀墜落無法在天空中翱翔，象徵著作受到非法下載，導致創意支離破碎、文字散落之作品而獲得首獎[11]。但後來被爆料是抄襲自荷蘭籍藝術家 Dennis Sibeijn 在 2008 年已發表的作品「Truth」[12]（圖 4.1-7）。

　　無論是競賽或商業上，還有許許多多的抄襲案例，值得我們多留意；反過來說，如果我們按照相關規範所完成的創新作品，那麼也會受到一定的保護。然而，這些已牽涉到許多專業法律層面問題，已超乎本書的主軸，就不再多加討論。

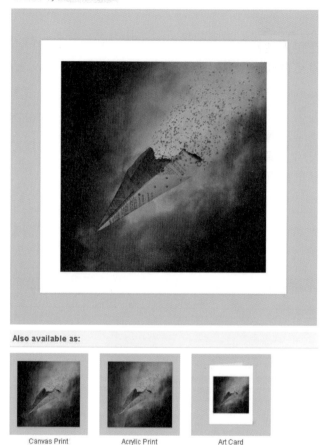

圖 4.1-7　作品「Truth」[12]

　　一件作品之成功，往往是許多人一起之成就，包含團隊、出資人或者指導者。同樣的，這些內部成員，也可能因爲利益衝突而衍生出糾紛。預防團隊內部或者合著成員未來可能衍生之糾紛，最簡單的莫過於對各種規定有著初步的認識，以作出彼此同意的協議，得到權利與義務的約束。本章節將以《專利法》[2]以及《著作權法》[3]有牽涉到創新作品之團隊，可能會觸及之內容作一整理。

表 4.4-1　受雇人與創作人之間專利權規定

專利法[2]	內容
第七條	受雇人於職務上所完成之發明、新型或設計，其專利申請權及專利權屬於雇用人，雇用人應支付受雇人適當之報酬。但契約另有約定者，從其約定。
第八條	受雇人於非職務上所完成之發明、新型或設計，其專利申請權及專利權屬於受雇人。但其發明、新型或設計係利用雇用人資源或經驗者，雇用人得於支付合理報酬後，於該事業實施其發明、新型或設計。
第八條	受雇人完成非職務上之發明、新型或設計，應即以書面通知雇用人，如有必要並應告知創作之過程。雇用人於前項書面通知到達後六個月內，未向受雇人為反對之表示者，不得主張該發明、新型或設計為職務上發明、新型或設計。
第九條	前條雇用人與受雇人間所訂契約，使受雇人不得享受其發明、新型或設計之權益者，無效。
第十條	雇用人或受雇人對第七條及第八條所定權利之歸屬有爭執而達成協議者，得附具證明文件，向專利專責機關申請變更權利人名義。專利專責機關認有必要時，得通知當事人附具依其他法令取得之調解、仲裁或判決文件。

　　由上表可知，當受雇人（員工）於職務上完成之發明、新型或設計，其專利權利是屬於雇用人。然而，若受雇人若未使用雇用人之資源[14]，像是電腦或紙張等等，並於假日或下班時間完成與職務無關之創作，可以書面向雇主說明，主張屬於自己的專利權利。舉例來說，若老 K 在醫院 X 光室工作，利用下班時間運用自己的時間與經費，完成與職務毫無關聯的「攜帶型汽車降溫神器」，那麼，就可以書面通知完成報備，以免將來大賣時，有專利歸屬之爭執。

　　至於「雇用人應支付受雇人適當之報酬」，在國內各機關、學校或者

研究單位並不相同，有的是由雇用人付費申請，當專利核准時，有固定獎勵金；當專利有技轉或授權時，創作人為扣除必要行政費用後之 45% 或 50% 等之權利金；但也有的機構提供發明參與申請出資，當技轉或授權時，創作人可以得到扣除必要行政費用後之更高的權利金。

此外，在團隊之間，專利可能會共有，但是如果遇到專利申請需要選擇參與出資方式、申請國家、專利維護或者將來可能之技轉，都可能產生費用支出、雇用人應支付受雇人之報酬與權利金之收入，若沒先協調，當遇到較高之費用或者收益，那糾紛肯定少不了。表 4.4-2 明列了發明人共有專利之規定，在每個專利或開發階段必須是全體同意，或某成員宣告放棄其權利，則其權利歸屬其他共有人。

表 4.4-2 共有專利之規定

專利法[2]	內容
第十二條	專利申請權為共有者，應由全體共有人提出申請。
第十三條	專利申請權為共有時，非經共有人全體之同意，不得讓與或拋棄。
第六十四條	發明專利權為共有時，除共有人自己實施外，非經共有人全體之同意，不得讓與、信託、授權他人實施、設定質權或拋棄。
第六十五條	發明專利權共有人非經其他共有人之同意，不得以其應有部分讓與、信託他人或設定質權。發明專利權共有人拋棄其應有部分時，該部分歸屬其他共有人。

表 4.4-3　受雇人與雇用人（出資人）之著作權規定

著作法[3]	內容
第 11 條	受雇人於職務上完成之著作，以該受雇人為著作人。但契約約定以雇用人為著作人者，從其約定。
第 12 條	出資聘請他人完成之著作，除前條情形外，以該受聘人為著作人。但契約約定以出資人為著作人者，從其約定。未約定著作財產權之歸屬者，其著作財產權歸受聘人享有。

表 4.4-4　共同著作之著作權規定

著作法[3]	內容
第 8 條	二人以上共同完成之著作，其各人之創作，不能分離利用者，為共同著作。
第 19 條	共同著作之著作人格權，非經著作人全體同意，不得行使之。各著作人無正當理由者，不得拒絕同意。 共同著作之著作人，得於著作人中選定代表人行使著作人格權。對於前項代表人之代表權所加限制，不得對抗善意第三人。
第 31 條	共同著作之著作財產權，存續至最後死亡之著作人死亡後五十年。
第 40 條	共同著作各著作人之應有部分，依共同著作人間之約定之；無約定者，依各著作人參與創作之程度定之。各著作人參與創作之程度不明時，推定為均等。 共同著作之著作人拋棄其應有部分者，其應有部分由其他共同著作人，依其應有部分之比例分享之。
第 40-1 條	共有之著作財產權，非經著作財產權人全體同意，不得行使之；各著作財產權人非經其他共有著作財產權人之同意，不得以其應有部分讓與他人或為他人設定質權。各著作財產權人，無正當理由者，不得拒絕同意。

著作法[3]	內容
第 90 條	共同著作之各著作權人，對於侵害其著作權者，得各依本章之規定，請求救濟，並得按其應有部分，請求損害賠償。

由於「著作權」，於創作完成後即取得之權利，因此，受雇人與雇用人（或出資人）若無特殊約定，則以該受雇人為著作人（表 4.4-3）。如果讀者對本書 3.2 章節所提及「共筆」留有印象的話，那麼共同著作就比較有脈絡了。

表 4.4-4 說明了共同著作是定義為「二人以上共同完成之著作，其各人之創作，不能分離利用者」，以本書而言，邀請好幾位專家共同完成，每個章節對於創新的具體化，在架構上有其相互參照的重要性，那麼這就是一本共同著作。既然是共同著作，那各著作人之應有部分，較理想的原則是依各著作人參與創作之程度訂之共同約定。倘若共同著作之著作人拋棄其應有部分者，則其應有部分由其他共同著作人，依其應有部分之比例分享。

《著作法》第 3 條第 1 項：「著作權：指因著作完成所生之著作人格權及著作財產權」。這**著作人格權**，包含公開發表權（如發行、播送、上映、口述或其他方法向公眾公開其著作之內容）、姓名表示權（於公開發表時，有表示其本名、別名或不具名之權利）與同一性保持權（著作人享有禁止他人以歪曲、割裂、竄改或其他方式改變著作的內容、形式或名目至損害其名譽之權利）。著作人格權主要是保護著作人之名譽、聲望或其他無形的人格利益，該項權利因具有一身專屬性，故不得讓與或繼承[3]。至於**著作財產權**之內容則規定包含重製權、公開口述權、公開播送權、公開上映權、公開演出權、公開傳輸權、公開展示權、改作權、編輯權、散

布權、出租權等（著作權法第 22 條至第 29 條）。因此，若爲共同著作，對於**著作人格權**與**著作財產權**之各項行爲，也需要全體同意。

4.5 不同觀點的自我審查

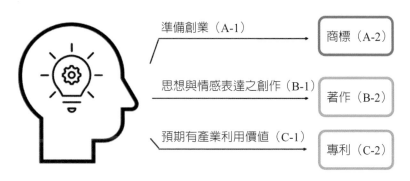

圖 4.5-1　創新具體化預期目標之自我查核點

當點子形成後，也已經有具體化的目標，這時候就必須進入兩個查核自我查核點，其中一個是過程階段，另一個則是具體化申請階段。以商標來說，過程階段必須考慮是請人設計或者團隊設計；若是請人設計，是否需要簽署保密協定？若是團隊設計，那用什麼方式來決定送件版本（圖 4.5-1，A-1）？申請階段來說（圖 4.5-1，A-2），預期要申請哪個國家？申請若有通過，那再次展延的共識爲何？送件前是否已進行檢索？

在著作方面，過程階段很重要的一個是合著人各自所扮演的角色是什麼？著作是否爲受雇完成？著作權屬於誰（圖 4.5-1，B-1）？雖然著作作品完成時即享有著作權之保護（圖 4.5-1，B-2），但創作人會尋找刊登或曝光的平臺，如出版社或期刊甚至是表演舞臺，那麼可能會有版稅、獎勵金甚至是表演收益。那麼是否有共同的權利義務分配，以作爲行使的約

定？另外一個則是著作人格權的表示是否已約定？

　　相較於前兩者，專利的兩個階段都較為複雜。主要原因是專利權具有排他性，使得競爭對手增加了專利的不可預測性；另一方面，專利常常是許多人的共同研發，又牽涉到技轉的商業利益。因此，兩階段的自我審查，就顯得更為重要。其中，在過程階段必須要很明確的發展之技術，首先要解決的問題與功效（圖 4.5-1，C-1）？是否有經過專利檢索已確認進步性與新穎性的要件？產業發展的布局分析，決定申請哪些國家？是否為職務之發明？申請人與創作人是誰？若為共同作者，是否有權利義務分配表？有可能技術是其他機構人員一起完成，那機構之間權利義務是否有約定？

　　在專利具體化申請階段，假使遇到審查意見需要回覆或者可能被核駁，團隊的共識或者機構規定是否有參考依據？若有廠商表示對技轉有興趣，那麼對授權金的計算以及衍生權利金又有何約定（圖 4.5-1，C-2）？

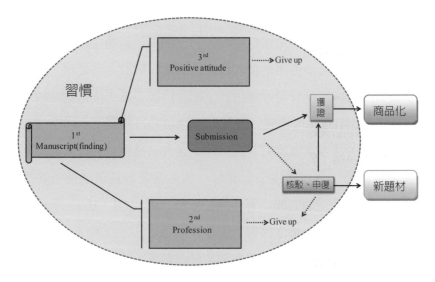

圖 4.5-2　不同觀點的自我審查步驟（以專利為例）

　　上述以專利為具體化的過程階段（圖 4.5-2），涵蓋了文件紀錄（manuscript）、專業知識（profession）以及正面的態度（positive attitude）；當這三方面無法全面克服，研發的阻力可能較大，也可能遇到倫理議題的糾紛。這時候，採取放棄也是一種選擇。此外，在申請階段，可能會遇到審查核駁，若找不到相關的佐證資料進行申覆，同樣的，放棄也是個方案，把研發與創新的量能，往新的題材前進。

　　倘若申請案很順利的獲證，那就繼續往商品化的驗證與尋找相關的資源邁進。然而，專利審查的時間，依據申請案件類型有所不同。新型至少是三個月以上，而發明案則需要一到三年以上不等，這時候再找資源會壓縮專利有效期的時間。此外，不少學校或者研發機構與企業，大多僅提供國內案申請以及獲證前三年到五年的補助，要進行國外的專利布局或者一系列的研發保護，難度非常的高。因此，在申請完成後，若可以開始進行商品化資源的尋找，則可以縮短上市的過程。然而，這時期因為會有專利審查不確定的風險，資源的投注力道會比較弱一些，這些優缺點都要進行評估。

　　每一個創作與發明，都是一個很嚴謹的過程；而上述這些自我審查的觀點，是預防產生糾紛或者降低申請失敗的風險。研發團隊或者創作人，在創新過程中對於本章節所列有關倫理的規範，一定要加以思索，並將放於筆記上。當作品完成時或者產生商業利益時，比較容易有資料當作協議的參考，可不要為了暫時利益而損毀了幾年的友誼或師生情感。

重點整理

• 當我們了解創新可以具體化的方向，那麼有一個方法可以在毫無壓力下將之完成，那就是「習慣的培養」。

- 培養「勤作筆記」的習慣，是創新具體化過程中的一個最為簡便、經濟也最為有效的方法。
- 圖式是各類專利重要的元素，也是商標跟著作很重要的呈現方式。
- 進行創新設計時，第一個要確認的是基礎理論是否得以支持。
- 預防團隊內部或者合著成員未來可能衍生之糾紛，最簡單的莫過於對各種規定有著初步的認識，以作出彼此同意的協議，得到權利與義務的約束。

參考文獻

1. 商標法，第18條，2016。
2. 著作權法，第10條，2019。
3. 專利法，第一條，2020。
4. 章忠信。電腦程式之保護。Availabl eat: http://www.copyrightnote.org/ArticleContent.aspx?ID=54&aid=2219. Accessed 12 November, 2018.
5. 范銘祥。電腦程式之智慧財產權保護。智慧財產權月刊，2006，第87期：34-51。
6. 吳明峰、黃秀園、張剛鳴、張開明、金湘玲。無線睡眠檢測連結模組，中華民國新型專利，第M288708號。2006。
7. 專利法施行細則，第17條。2020。
8. 吳明峰、黃偉彰、溫志煜、陳輝帆、邱麗華、楊千梅、陳怡妏、楊珮青。肺功能檢查原理與臨床實務 / The Principle and Clinical Practice of Pulmonary Function Test，五南出版社，2018。
9. 江曉茹。淺談臺灣大學生之理論、實務技能及軟實力之結合與提升。臺灣教育評論月刊，2015，4(1)：98-101。

10.98年度智慧財產權教育宣導成果報告。Available at: https://topic.tipo.gov.tw/copyright-tw/cp-437-856368-e9347-301.html. Accessed 12 November, 2018.

11.中央通訊社，2009「智慧活力，秀出創意」保護著作權海報設計競賽得獎名單出爐 11月5日隆重頒獎。Available at: https://www.cna.com.tw/postwrite/Detail/42377.aspx#.YF8881UzbIU. Accessed 12 November, 2018.

12.Dennis Sibeijn, Truth. Available at: http://damnengine.net/wallpapers.html. Accessed 12 November, 2018.

13.經濟部智慧財產局商標主題網。近5年著名商標名錄及案件彙編。Available at: https://topic.tipo.gov.tw/trademarks-tw/lp-566-201.html. Accessed 12 November, 2018.

14.洪鶯娟。談實務上關於「職務上之發明」之認定。臺一國際專利法務事務所。2019。

第五章 跨領域的知識工具

　　從點子要進化到創新，除了習慣的養成以外，也要有相當的專業知識才能進展到具體化的階段。本章將介紹訊號的基本知識、無線感測傳輸的架構、人工智慧概念以及檢索的方式，讓讀者在創新過程中，可以作為參考。由於訊號知識是感測與量測的基礎，也可以在感測後作訊號分析跟處理，對於檢查、診斷以及生活上，如：溫度或者化學反應導出演算法；而 5G 以及人工智慧的快速發展，在儀器操作或者生活上甚至是研究上，很可能用到這些工具。此外，若以專利為目標，也需要知道正在進行中或預計技術發展的技術，是否具備新穎性（novelty）與進步性（non-obviousness），這時候前案的檢索就相當的重要。因此，本章節可以讓對於這部分較為陌生的讀者，無論是醫療或者其他主題在創新過程，可以進一步汲取時下的知識工具，得讓創作內容更為豐富。

5.1 訊號與訊號處理（沈祖望）

　　訊號處理與醫療創新有著密不可分的關係，訊號與影像會藉由訊號處理的方法，將時間函數提取有意義的訊息或特徵，供後續無線傳輸與人工智慧判斷。提取特徵時會運用訊號處理方法，強化所需的特徵或消除不需要的雜訊，以便能夠更清楚觀察。此外利用各類數學與維度轉換，可針對同一事物的不同角度進行觀察。處理後的資訊不僅能夠對事物進行深入觀察，而且能夠提供重要及有效的醫療決策與輔助診斷，也可以把過多的訊息縮減，或者稱之為維度的降低，降低其中的資訊量，迅速提供需要的資訊，並能夠及時處理大量、快速、多維度的訊號。在雲端的應用之中，則是偏重於大量資訊之分散運算，與融合多種演算法作綜合判斷，進而達到預測與治療疾病的目標。

　　訊號含有資訊的元素，用來描述依時間改變的現象，為一種時間函數，可以是單一變數或多重變數的函數，一般描述成函數對時間的形式。訊號能夠代表一系列有意義的資訊，而生醫訊號就是由人體產生一種接續不斷的時間訊息，而影像則是二維空間函數關係之表達，亦可以時間結合而成為視訊。一般來說，為時間依照類比或離散的函數，可寫成 $X(t)$ 或 $X(n)$，此處 t 表示時間，n 表示取樣個數。常見訊號可分為：(1) 頻道訊號，如心電圖、腦波、肌電圖。實際上，如臨床心電圖有著 12 個導程（Channels），因此可說它是十二維度之訊號。64 個導程腦波則可稱之為 64 維度之訊號；(2) 影像訊號，包含空間與時間訊息。

　　人體的生理訊號，一般是指身體產生對時間連續的生理訊號，而生理訊號是一種連續波形，解讀不直觀。因此，需要轉換成有用、更容易解讀的訊息，以便更進一步提供醫師或研究人員作後續分析[1]。在一個生醫系統之中，若生理訊號為其輸入，而容易解讀、有意義的訊息為其輸出，中

間對應輸出與輸入關係的一個模塊，稱爲生醫系統的本體。在這個模塊之中，我們可以利用微處理器開發版，作爲系統之本體，實現將訊號取樣爲數位化，並進一步完成數位訊號處理，將生理訊號轉換成可解讀的訊息。

　　類比訊號爲自然界訊號之原始型態，而數位訊號則有抗雜訊、易儲存、易操作、資料易回復與易傳輸等優點，數位訊號處理（Digital Signal Processing, DSP）與類比訊號處理有很大的不同，數位訊號處理是一連串數字的轉換，利用數學模式將這類的數位訊號在處理器做相關的運算，得到時序數字的輸出，這樣的方法稱之爲數位訊號處理。而數位訊號處理是將原始訊號經過數學的演算方式將特徵強化以達到觀察、分析、研究的目的。本章節將以數位訊號處理爲主軸，包含取樣與取樣定律，Z 轉換與基礎濾波器原理，方便讀者加深印象。期待讀者未來可將處理後的訊號過濾雜訊，提取特徵，並將結果輸出，之後可使機器或是生醫系統可以自動找出訊號的特徵，以提供生物科技研究專家與醫生的更佳治療與診斷，將資訊做更進階之應用。

1. 取樣定律（Nyquist 定理）

　　類比轉數位的第一個步驟就是取樣，取樣是將一個連續訊號（即連續時間的函數）轉換成一個數值序列（即離散時間上的函數）。一個波形，針對某一個特定的時間點去取樣，剩下的就是該時間點所代表之量測值。在數位訊號處理之中，有效的取樣處理，必須滿足取樣定律的條件。取樣定理指出，訊號在一定的頻寬限制下，取樣頻率需要高於訊號最高頻率的兩倍，以避免失眞（aliasing）。使用的技術爲利用脈衝訊號與連續訊號於固定時間互乘之結果，以產生離散訊號，將訊號數位化。在實行的角度上，取樣爲類比訊號，每隔固定的時間乘上一個脈衝訊號，而所謂「每隔固定的時間」即爲取樣週期，如圖 5.1-1 所示。

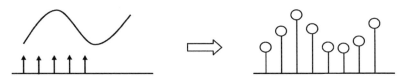

圖 5.1-1　利用脈衝訊號與連續訊號於固定時間互乘，形成數位訊號

　　類比數位轉換（ADC）指的是將類比訊號（Analog Signal）經過取樣（Sampling）後轉為離散訊號（Discrete Signal），離散訊號再經由量化（Quantization）後變為零與一之數位訊號（Digital Signals）的過程[1]。而數位類比轉換（DAC）指的是數位訊號返回類比訊號的轉換，其為數位處理訊號最前端的手段，如圖 5.1-2。

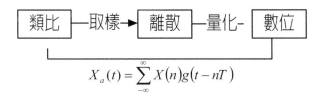

$$X_a(t) = \sum_{-\infty}^{\infty} X(n)g(t - nT)$$

圖 5.1-2　類比數位轉換（ADC）與數位類比轉換（DAC）的流程

　　當訊號轉成數位後，可以讓微處理器進一步做處理，處理後再將離散時間信號還原成連續時間信號。$g(t - nT)$ 代表一 sinc 函數，疊加後可重建類比訊號。值得注意的是，在時間軸乘上一個 sinc 函數，在頻域視同乘上了一個 window 窗函數，為回復類比的方法。

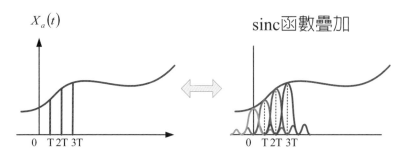

圖 5.1-3　脈衝訊號以 sinc 函數回復成類比訊號

2. 訊號解析度

　　離散轉成數位訊號，是將離散訊號代表的數字，根據解析度的位元數去作量化，最後以有限的位元數表達，再化成 0 與 1 的數位訊息。所謂解析度，指的是測量對細節的分辨能力，舉例而言，0～10 伏特的訊號，要以 8 位元來表達，其解析度則

$$\frac{10}{2^8} = \frac{10}{256} \text{ V}$$

　　即爲每位元的解析度。當訊號電壓範圍越小，位元表達數越多，其解析度越佳。

　　其解析度的表達公式如下。

$$解析度 = \frac{電壓範圍}{2^K}，K 爲位元數$$

3. 系統資料流

　　系統流程，是指資料流在系統裡運行的時候，前後的順序關係。我們可以把資料流在系統裡的運作，化成簡單的方塊圖，由此了解訊號如何在系統裡面運作。雖然，前述數位濾波器是以軟體的方式進行，但是，我們

實際上是利用數位訊號的概念加以模組化、程式化來運作。所以，系統流程可以方便我們運用資料流的邏輯思考。

　　系統常常以資料流的方式進行資料流的傳送及運算。所以設計者常常把資料流的概念，利用方塊圖的方式加以表達。資料流方塊圖常用的運算子包含：加法器、乘法器、時間上的延遲與增益。也就是說，這些運算子構成了資料流的架構。以下分別敘述這些運算子的各細部功用。

（1）加法運算子

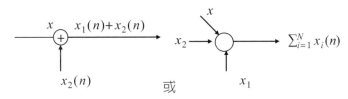

圖 5.1-4　加法運算子

　　加法運算子常用在資料流的相加運算上，兩資料流或多重資料流互相依不同的時間單位而做相加，而形成的一個匯流的資料流，稱之為加法運算子。值得注意的是不同時間點的資料流是不可以相加的。而不同時間點的資料流，若想要把它相加起來，必須要靠延遲或儲存的機制才能相加總。

（2）乘法運算子

$$X(n) \xrightarrow{\quad} \boxed{A} \xrightarrow{\quad AX(n)} \qquad\qquad X(n) \xrightarrow{\quad \omega_i \quad} \omega_i X(n)$$

用於常數的乘法　　　　　　　　　　　　權重相乘

圖 5.1-5　乘法運算子

　　乘法運算子可以將訊號乘以其他訊號或是常數，做每個離散訊號相乘的動作。所以如果以匯流排的資料方式輸入的話，不同時間點的訊號或是離散的數值會乘上相對應固定的常數，也可以乘上相對應的權重，造成訊號的放大或縮小，或做線性方程式的調整。這就是乘法運算子的常見用法。

（3）延遲運算子

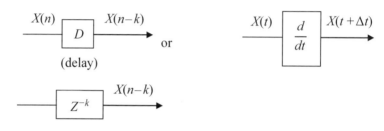

圖 5.1-6　延遲運算子

　　在延遲運算子中，其意義代表有包含、記憶、儲存、或資料流的延遲等。常見的表達方式如下：一種是以 Z 轉換的觀念來看，常用的表達方式為 Z power^{-k} 的方式表達，這樣的方式代表，Z 轉換當 Z^{-1} 時，代表一單位的 Z 轉換延遲。當 Z^{-k} 時，表示在 Z 轉換運算時，得到 k 單位的延遲。另一種以微分方程的角度來看，延遲就是單位時間內的增加，增加一個細微的單位稱之為 dt。其意義在於，在基礎時間點上加上另外一個小偏量的時間位移，稱之為 $\dfrac{d}{dt}$。這樣的單位形成短時間的移動現象。這種短時間的移動現象就代表延遲或每單位時間內的變化量，這樣的方式形成了延遲運算。

（4）迴授運算 (feedback)

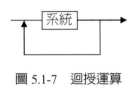

圖 5.1-7　迴授運算

　　迴授運算發生在當系統輸出時，輸出的元素又回到系統本身，這樣的單位稱之為迴授運算，常用於相關的記憶或利用輸出的結果輸入系統中，做綜合的輸出輸入判斷之用。

（5）摺積（Convolution）運算

　　摺積（Convolution）運算又稱之為卷積（捲積）、旋積，或疊積[2]，常用於訊號的時域計算，是通過兩個函數 x 和 h 生成第三個函數的一種數學算式，表徵函數 x 與經過翻轉與平移跟系統函數 h 的重疊部分做累積。公式如下表示：

$$y(n) = \sum_{k=-\infty}^{\infty} x(k)h(n-k) = \sum_{k=-\infty}^{\infty} h(k)x(n-k) = \{x(n)\} * \{h(n)\}$$

　　x(n) 為輸入訊號，h(n) 為系統，y(n) 為輸出訊號。摺積運算結果 y(n) 是由輸入訊號進入系統前先做鏡射，然後位移，再與系統本體相乘後相加，在時間軸上做摺積，相當於在頻率或 Z 轉換軸上做乘法運算，其特性公式為：

$$y(n) = x(n) * h(n) \Leftrightarrow Z\{y(n)\} = Y(z) = H(z)X(z)$$

　　利用這個特性可以降低計算複雜度。此外，摺積具有線性、交換性與非時變之特性。

4. 系統之時域、傅立葉轉換、Z 轉換域的表達方式

在訊號處理的領域之中，各類轉換能提供各種不同面向的觀察，而這樣的觀察能提供訊號函數中新的資訊，以期能方便處理各類訊號的問題。常常在某一種領域（domain）裡很難處理的問題，在不同領域可能變得十分容易處理。系統在時域方面的表達方式，一般來說，是以時間的一連串的脈衝訊號來表達系統 h(n)；而頻域系統之中，由前所述的時域脈衝系統會轉化成頻域的形式展現，而轉換的方法一般是利用傅立葉轉換，將時域軸的脈衝訊號轉換成頻域軸的離散訊號，最後 Z 轉換是利用延遲的方式來表達訊號前後的關係。

在實施各項轉換之前，要先知道轉換對象的性質，以達到事半功倍之效果。而一般表達方式，X(t) 代表的是連續的訊號狀態；X[n] 代表離散訊號的訊息。一般轉換系統以字母 T 表示，會寫成 T{X(t)} 或 T{X(n)}，而常見的轉換有傅立葉，Laplace、Z 轉換、小波轉換、Hilbet 轉換等。本章節僅討論 Z 轉換與傅立葉轉換。

以時間、傅立葉、Z 轉換機制之關係為例，有九種組合，其轉換關係如下圖：

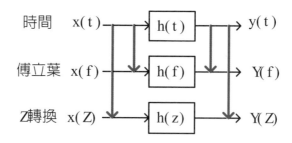

圖 5.1-8　各類轉換之間的關係

　　圖中說明在時間軸上的訊號，可以透過傅立葉轉換（八大公式），在頻率軸上作呈現，也可以透過 Z 轉換到 Z 平面，每個平面之間都可以自由轉換。讀者可以加以活用，以各項轉換交互印證特微特性。

　　下圖說明各轉換之間的關係：

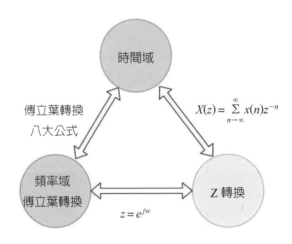

傅立葉轉換
八大公式

$$X(z) = \sum_{n \to \infty}^{\infty} x(n)z^{-n}$$

頻率域
傅立葉轉換

Z 轉換

$z = e^{jw}$

圖 5.1-9　時間、頻率、Z 轉換公式之間的相互關係

　　要了解各類轉換的概念，必須要有同一個物體能夠表達成多種不同樣貌的一種概念。簡單來說，我們的地球，也被人稱之為藍星，所以可視為藍星即為地球，地球即為藍星。但是這兩種不同的敘述，可以帶給讀者不同的樣貌。地球帶給我們的觀念，是一個圓球體的星球。而藍星帶給我們的觀念，則是星球是以藍色的樣貌呈現。雖然藍星即為地球，地球即為藍星，但是一個訊息為幾何圖形為圓形的概念，另外一個概念則為藍色光線呈現的一種光譜概念。總之，轉換是為了便於在不同領域觀察同一現象之結果。當現象改變時，在不同的轉換之間，也會有不同的樣貌呈現。舉例來說，如果地球有一塊陸地產生改變，藍星在同樣的地區，也會產生相對的改變。所以這就是地球與藍星代表不同轉換的一種說明，以便讀者了解

轉換之意義。而轉換的公式，表達的概念為兩個不同領域（藍星與地球）之間的橋梁，而這橋梁將這兩種概念連結到一起。

5. 傅立葉轉換（Fourier Transform）

傅立葉發現任何訊號都能表達成 **sinθ** 跟 **cosθ** 的形式，它是一種線性轉換，並可以將 **sinθ 段 cosθ** 的係數，描繪於頻譜上，這樣的訊號解析（decomposition）稱之為傅立葉分析（Fourier analyze）。傅立葉轉換共有八個公式，這八個公式涵蓋週期、非週期、連續、非連續訊號，代表四種不同的情況，並將時域頻域互換。傅立葉的關係做成表格，在時間軸上可以區分週期性或連續性共四大部分，八條公式，分列於下表：

Time	週期 Periodic	非週期 Non-periodic
連續	傅立葉級數 **Fourier Series (FS)** $$\begin{cases} x_a(t) = \sum_{k=-\infty}^{\infty} C_k \exp[2\pi k F_0 t] \\ C_k = \dfrac{1}{T_p} \int_{T_p} x_a(t) e^{-j2\pi k F_0 t} dt \end{cases}$$	傅立葉轉換 **Fourier Transform (FT)** $$\begin{cases} x_a(t) = \int_{-\infty}^{\infty} X(f) e^{j2\pi ft} df \\ X(f) = \int_{-\infty}^{\infty} x_a(t) e^{-j2\pi ft} dt \end{cases}$$
離散	離散週期傅立葉級數 **Discrete-time** **Fourier Series (DTFS)** $$\begin{cases} x(n) = \sum_{k=0}^{N-1} C_k e^{j\frac{2\pi kn}{N}} \\ C_k = \dfrac{1}{N} \sum_{n=0}^{N-1} x(n) e^{-j\frac{2\pi kn}{N}} \end{cases}$$	離散非週期傅立葉轉換 Discrete-time **Fourier Transform (DTFT)** $$\begin{cases} x(n) = \int_{-1}^{1} x(f) e^{j2\pi fn} df = \dfrac{1}{2\pi} \int_{-\pi}^{\pi} x(\omega) e^{j\omega n} d\omega \\ x(f) = \sum_{n=-\infty}^{\infty} x(n) e^{-j2\pi fn} \end{cases}$$

圖 5.1-10　傅立葉轉換處理的八種訊號狀況

　　依據訊號的連續性及週期性，X 傅立葉轉換可以分成四大組合，在時間與頻率相互轉換的情況下，X 傅立葉推導出八大公式，在數位醫學訊號的應用上，重點會放在 DTFT，因為醫學儀器的生理訊號，除非是仿生或通訊系統所產生的訊號，否則幾乎是屬於離散非週期性的訊號。

6. Z 轉換

　　Z 轉換可以很容易從時域軸的方程式轉換成 Z 轉換的樣貌，而 Z 轉換的方程式也可以很容易轉變成傅立葉轉換所需要的格式，可說是十分方便。因此，在數位濾波器的設計上，通常是以 Z 轉換作為主要的數學運作模式，以達到跟時域、頻域互相結合之目的。

　　Z 轉換為數位訊號處理及濾波器設計中十分重要的一種轉換，其原理為利用時間軸的脈衝序列，而形成 Z 轉換的各時間延遲項，Z 轉換的優點在於它可以容易地對時間軸做轉換，也容易將 Z 轉換的內容再換成傅立葉轉換之方程式，所以常被用來做為濾波器以及數位訊號處理之用。

　　當我們考慮一個離散訊號的序列（Sequence）x[n] 做 Z 轉換時，會滿足下列公式：

$$X(z) = \sum_{n=-\infty}^{\infty} x(n)Z^{-n}$$

Z 是一個複數平面，而反 Z 轉換即為

$$x(n) = \frac{1}{2\pi j} \int X(z)z^{n-1}dz$$

而 Z 平面和傅立葉轉換的關係為 $Z = e^{jw}$。

　　Z 轉換將訊號轉換到 Z 平面上，Z 平面是一個單位圓的平面，如下圖所示，其 X 軸代表的是實數軸，而 Y 軸代表的是虛數軸，由實數軸與虛數軸形成一個單位圓的平面，稱之為 Z 平面。而 Z 平面包含重要的 2 個

部分，一個是訊號的內容可以換成實數和虛數部分的表達，而且還有另外一個重要的範圍稱之爲 ROC（Reigon of Convergence），稱之爲收斂範圍，這樣的關係則建構了 Z 轉換平面。其中，在一個複數圓平面，(cosθ, sinθ）爲直角座標系的表達方式，爲圓座標系的表達方式，r = 1 爲圓的直徑，θ 爲該點在圖上的角度（angle），故可以與笛卡兒座標系，表達相同一點。

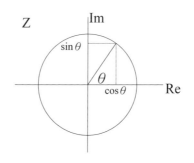

圖 5.1-10　Z 平面

x 軸表實數部分，y 軸表示虛數部分

在 Z 轉換中，每個時間序列可以乘上一個 Z 單元的延遲，這個延遲稱爲 Z 轉換的延遲運算子，稱爲 Z^{-1}，Z^{-1} 代表的是一個時間單位的延遲，以此類推。延遲運算子可以將一個時間的脈衝序列做延遲運算，如果有一序列 {1,0,0,0,0,...} 經過一延遲運算 Z^{-1}，會形成新的輸出序列 {0,1,0,0,0,...}。同理序列 {1,2,3,5,0,...} 會形成輸出 {0,1,2,3,5,0,...}。以 Z 轉換表示時間之先後時，Z^k 表示未來事件，Z^{-k} 表示延遲或是已發生的事件。

7. ROC 收斂區間（Region of convergence）

ROC 是 Region of convergence 的縮寫，爲了滿足 Z 轉換後的訊號，具

有穩定性及因果性，我們需要考量 Z 值的收斂區域（ROC），我們知道 Z 轉換需滿足序列級數和 ROC 都要存在，其 Z 轉換才有意義，也就是說收斂區域需滿足以下式子：

$$\sum_{n=\infty}^{\infty} |X(n)r^{-n}| < \infty$$

滿足上述式子 r 的範圍就是收斂的範圍。若 $X(Z) = \sum_{n=-\infty}^{\infty} X(n)Z^{-n}$ 存在，Z 轉換才具意義。因此需要，Z 轉換並非對於所有的序列或所有 Z 值都是收斂的，由於 x[n] 序列是一個無限時間範圍的離散時間訊號，其 Z 轉換的結果為一個無限串列，有可能導致 Z 轉換的結果不存在。

系統之 Z 轉換運算

　　由上所述，Z 轉換的方式，可以很容易從時域軸的方程式轉換成 Z 頻域軸的方程式；而 Z 頻域的方程式也可以很容易轉換成傅立葉轉換所需要的格式，可說是十分方便。因此，在數位濾波器的設計上通常是以 Z 轉換作為主要的數學運作模式，以達到跟時域、頻域互相結合之目的。一個線性非時變系統（LTI），我們可以 Z 轉換來求系統 **H(z)**，其 Z 轉換對摺積的轉換如下所示：

　　一個時域系統 y(n) = x(n)*h(n) 同一個 Z 域系統轉換後為

Z{y(n)} = Y(Z) = X(z)H(z)，經移項後，系統本體 **H(z)** 可以表達為：

$$H(z) = \frac{a_0 + a_1 Z^{-1} + a_2 Z^{-2} + \cdots + a_n Z^{-n}}{b_0 + b_1 Z^{-1} + b_2 Z^{-2} + \cdots + b_n Z^{-m}} = \frac{\Sigma(Z - zeros)}{\Sigma(Z - poles)}$$

此處令分母 **X(Z)** 為零的解，稱之為極值（poles），令分子 **Y(Z)** 為零的解，稱之為零值（zeros）。由上得知 $H(z) = \frac{Y(z)}{X(z)}$，

　　零值是可以使 H(z) 等於零的 z 值（即分子為零），極值可以使得 H(z) 趨近於無限大的 z 值（即分母趨近於零），最後再藉由調控零值與極

值來設計數位濾波器，零值可用來壓抑不需要的頻率，極值則可用來強化需要的頻率。

8. 數位濾波器與基礎濾波理論

在數位信號處理（DSP）之中，數位濾波器（digital filter）的設計是訊號處理很重要的一環，其主要功能是將不需要的訊號過濾掉，以減少干擾。數位濾波器是離散時間系統，針對數位訊號進行濾波處理，以得到期望的系統響應。類比濾波主要以電子元件來構成的濾波器，可分成低通（讓低頻率通過）、高通（讓高頻率通過）、帶通（某個頻帶訊號可通過）、截止（不讓通過）濾波器、全通（全頻）濾波器。類比濾波器依靠放大器、電阻器、電容器、電晶體等電子元件組成的物理電路實現濾波功能。其基本原理是用電路排除特定頻率，使訊號能通過。而基本元件之特性為：(1) 電容：會隨頻率改變，且頻率越大，阻抗越小。(2) 電阻：不會隨頻率改變。(3) 電感：會隨頻率改變，且頻率越小，阻抗越大。

數位濾波器有別於類比濾波器，它是架構於取樣定律上的一種運算方法。數位濾波器可以透過數位運算器或可程式化 IC（FPGA），對輸入的數位訊號進行運算和處理，從而實現設計要求的系統特性，故可以程式實現高通、低通、截止等濾波目標。

數位濾波器理論上可以實現任何用數學演算法表示的濾波效果，數位濾波器的兩個主要限制條件是微處理器的速度和成本。數位濾波器可以將雜訊濾除，並把需要的訊號加以保留，得到我們需要的訊號；而數位濾波器的重點在於，濾波器的運作可以在電腦中，以軟體程式的方式進行處理，將訊號加以改變，最後再進行輸出，而不需要像傳統的類比濾波器，必須使用硬體電路來操作。

由上所知，數位濾波器十分的方便，假設要改變濾波器的內容，僅需

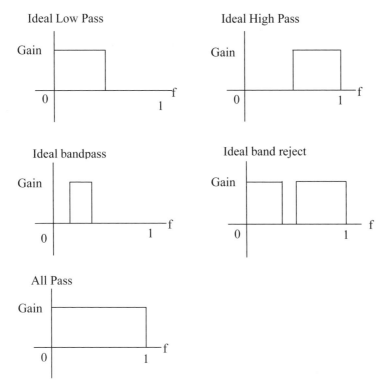

圖 5.1-11　以頻率響應介紹低通、高通、帶通、截止、全通濾波器

要在程式中進行修改,即可達到預期的效果,而且數位濾波器是純粹以數學公式在微處理器內運算而成。所以,在訊號實作之前,只要能夠再細心推演並且加以模擬,通常在實務上即可處理實際的訊號問題,不像類比訊號會受到溫度、元件老化程度、元件品質等影響。所以,數位濾波器的效果十分穩定。總結,數位濾波器的優點為:

(1) 對雜訊的高抵抗能力。

(2) 精確度與微處理器之解析度有關。

(3) 以程式方式實現,不隨硬體而改變。

(4) 沒有零件老化問題。

綜合言之，濾波器處理順序則是先從連續訊號取樣，再利用數位濾波器把訊息抽出來。因此，在微處理器中操作數位濾波器須包含上述的幾個條件，包含：

第一個資料流的概念。

第二個摺積的概念。

第三個 Z 轉換。

這樣建構了數位濾波器的架構理論。數位濾波器有多種的形態，我們目前常見的數位濾波器，包含有限脈衝響應濾波器（FIR 濾波器）、無限脈衝響應濾波器（IIR 濾波器）與可學習式濾波器，以下簡要說明，讀者有興趣請參考相關數位訊號處理與數位濾波器的書籍[3,4]，以得到更詳細的說明。

（1）FIR 濾波器：有限脈衝響應濾波器

其設計的架構沒有迴授的元件，所以稱為有限脈衝響應。也就是說，輸出訊號僅與輸入訊號有關。有輸入即有輸出，輸入一中斷，輸出也中斷。FIR 濾波器的響應會在有限的取樣時間內衰減，對於有限的輸入，其輸出響應必為有限，因此可視為是輸入值的加權平均，故又可稱為移動平均（Moving Average）濾波器，簡稱 MA 濾波器。

（2）IIR 濾波器：無限脈衝響應濾波器

其設計的架構含有迴授的元件，所以為無限脈衝響應。這種系統表示某一時刻的輸出訊號與該時刻或更早時刻的輸入訊號有關。IIR 濾波器的輸出是由過去時間的輸出訊號，以遞迴的方式而得，故也稱自動回歸（Autoregressive）濾波器，簡稱 AR 濾波器。一般而言，一個 IIR 濾波器，

由於包含 AR 與 MA 兩部分，故此類 IIR 濾波器又稱爲自動回歸移動平均（ARMA）濾波器。

（3）可學習式濾波器簡介

固定式的非可學習式濾波器主要是依賴轉移函數進行濾波，它的參數值沒有辦法改變或很難被改變。而可學習式濾波器透過「學習」的方式，結合主要的輸入訊號和錯誤的反饋去改變濾波器的參數值。也就是說，可學習式濾波器在環境或輸入的統計資料被改變時，它的參數值將會被演算法更新，學習式濾波器具有自行調控的能力。以上三濾波器都很重要，但被運用在不同的情況下，當輸入的訊號不完全知道時，像是隨機的資料，我們可藉由可學習式濾波器來估算適當的參數。在一個未知雜訊的環境中，我們運用可學習式濾波器去除雜訊；而在一個不固定的環境中，可學習式濾波器則提供一個追蹤能力，可以藉由輸入資料來追蹤環境變化。總結來說，可學習式濾波器是相對很有彈性、可動態調整和可維持系統穩定機制的濾波方式。未來可用類似的概念，運用 AI 技術進行濾波。

以上爲常用數位濾波器介紹，其他訊號處理的方式，例如：小波轉換[5]、希爾伯特—黃轉換[6]、獨立成分分析[7]、特徵向量[8]、影像處理[9]、圖像式訊號[10]等，歡迎讀者參考書籍或論文以了解更詳細的技術細節。

重點整理

- 訊號爲資訊的抽象元素，用來描述依時間改變的現象，爲一種時間函數，可以是單一變數或多重變數的函數。
- 類比訊號爲自然界訊號之原始型態，而數位訊號則有抗雜訊、易儲存、易操作、資料易回復與易傳輸等優點。

- 人體的生理訊號，一般是指身體產生對時間連續的電生理訊號，而生理訊號往往只是一種連續波形，解讀不易。因此，更需要轉換成有用、更容易解讀的訊息，以便更進一步提供醫師或研究人員作後續分析。
- 訊號處理與醫療創新有著密不可分的關係，訊號與影像會藉由訊號處理的方法，將時間函數提取有意義的訊息或特徵，供後續無線傳輸與人工智慧判斷。

參考文獻

1. Medical instrumentation application and design. Webster, J.G., Ed.; Wiley: New York, 1998.

2. Oppenheim, A.; Willsky, A.; Hamid. Signals and Systems 2nd ed.; 1996.

3. Haykin, S. Adaptive filter theory, 4 ed.; Prentice-Hall: New Jersey, 2001.

4. Biomedical Digital Signal Processing. Tompkins, W.J., Ed.; Prentice-Hall: 1993.

5. Strang, G.; Nguyen, T. Wavelets and Filter Banks, 2nd ed.; Wellesley-Cambridge Press: 1996.

6. Norden E. Huang, e.a. The empirical mode decomposition and the Hilbert spectrum for nonlinear and non-stationary time series analysis. Proc. R. Soc. Lond. A **1998**, 454, 903–995.

7. Hyvärinen, A.; Karhunen, J.; Oja, E. Independent Component Analysis; John Wiley & Sons.: 2001.

8. Strang, G. Introduction to Linear Algebra, 5th ed.; Wellesley - Cambridge Press: 2016.

9. Gonzalez, R.; Woods, R. Digital Image Processing, 4th ed.; Pearson: 2017.

10.Ortega, A.; Frossard, P.; Kovačević, J.; Moura, J.M.F.; Vandergheynst, P. Graph Signal Processing: Overview, Challenges, and Applications. Proceedings of the IEEE **2018**, 106, 808-828, doi:10.1109/JPROC.2018. 2820126.

5.2 無線感測網路技術

　　與日俱增的計算需求，已使得電腦在日常生活中扮演著極為重要的角色。隨著科技的進步，電腦的輕量微型化讓我們得以將數量眾多的計算元件鑲嵌至環境中，以蒐集實體世界中物件及活動資訊，進而實現智慧環境的應用。這些具備感測、處理、與通訊能力的計算元件，我們稱之為感測節點。而這些感測節點連接在一起所形成與運作的無線網路，則稱之為無線感測網路。

溫志煜

　　在智慧時代，智慧醫療、穿戴式運動追蹤、生活環境監測等相關科技產品正逐漸改變人類的生活方式，而這其中感測器起著關鍵的作用。隨處行動計算（Ubiquitous Computing）之父 Mark Weiser 指出，智慧型環境是一種混合感測器（Sensor）、致動器（Actuator）、顯示器，以及運算元件，並將上述元件無形地交織在日常生活中的智慧型系統。此智慧型系統可視為結合隨處行動計算與低計算成本下的產物，使得使用者能愉悅地與系統互動。由於智慧化和自動化的市場需求不斷浮現，加上無線感測網路技術日益成熟，使得無線感測網路與物聯網應用正快步發展，舉凡智慧家庭、環境監測、健康醫療、軍事科技、農業監控等眾多領域，都是無線感測網路得以發揮之處 [1]。

　　希望透過本章節的介紹，能協助臨床醫療和技術研究者、工程師、學生等理解並解決在學習、開發感測器應用過程中，面對的技術性與非技術性的挑戰。首先，我們針對無線感測與智慧型環境的核心技術，做一深入淺出的探討，包含感測器融合演算法和模型、工程和技術挑戰、系統軟體與硬體架構，以及醫療保健感測網路的應用。接著，藉由智慧系統的架構，我們透過臨床案例來講解感測技術的實用經驗，整合系統設計和流程，引導讀者了解感測器應用的研究、部署和管理等各階段，進而試著發展出一個結合無線通訊與網路的智慧型醫療保健環境架構。

1. 感測網路之運作原理

　　圖 5.2-1 為感測網路運作過程的概念圖。我們大致可將無線感測網路的運作分成三大要項：(1) 感測行為、(2) 嵌入式元件，以及 (3) 網路架構。在嵌入式系統的發展之下，我們可透過許多無所不在的感測元件來監控周遭的環境，並利用網路技術來協調與整合感測資訊，將無線感測網路應用於日常生活之中。

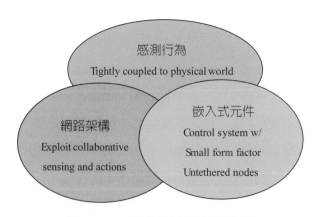

圖 5.2-1　感測網路之運作概念圖

　　建立感測網路系統會牽涉到感測器、計算及通訊等三個不同層次的內容。首先，是與接觸的感測器進行訊號處理，感測器會對環境變化反應產生電子訊號，例如生理訊號等變化，藉由適當感測器元件將其轉換成電阻、電流、電壓等電氣量的變化。其次是計算層，當感測器接收到環境變化訊息，將資料送進蒐集器的時候，需要透過運算程序把電子訊號先數位化，然後進行儲存，這涉及資料傳輸的標準與界面，表示資料轉換後，送出端與接收端必須要有共同的溝通準則。最後是通訊層，傳統的監控系統當感測器層完成蒐集資料的工作，必須靠人力前往架設點讀取資料來完成。但在網路傳輸技術發展後，通訊層與感測器層之間的障礙逐漸獲得改善。當資料能由野外順利傳進監控室電腦內，即可把數位資料轉化為可閱讀的運算層，將資料長期儲存以備未來取用。

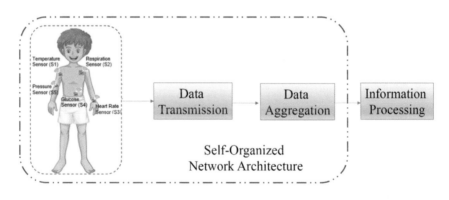

圖 5.2-2　醫療感測網路系統架構

　　圖 5.2-2 為以醫療感測網路為例的系統架構圖，系統架構中結合嵌入式平臺、無線網路感測器、伺服器主機，以作為嵌入式閘道伺服器在無線感測網路與網際網路資料傳輸的系統設備，連接使用者、醫護中心，以及伺服器端，以撰寫的應用程式來接收感測器所傳送資料封包；平臺使用無線技術和電腦設備進行網際網路上的封包傳輸，並將經過整理之後的封包

資料，存入資料庫中。爾後，即可利用資料庫系統，將感測器資料展現在網際網路上。

2. 感測網路設計原則

對感測網路而言，一個良好的網路表現必須考量：(1) 對網路應用所能提供的服務品質（Quality of Service, QoS）、(2) 網路資源的使用效率，以及 (3) 網路的擴充性[2]。因此，在建構感測網路時，可依據上述之目標訂定網路設計的原則，進而使其發揮最大的網路效益。以下將分述網路設計之目標與網路規劃之原則[3]。

（1）感測網路設計之目標

a. 網路應用的服務品質：在傳統網路中，網路的服務品質通常以網路傳輸量或傳輸延遲來當作衡量指標。然而在感測網路中，則是以事件偵測的機率、事件回報的延遲、或是感測數據的精確度等等，做為評估服務品質的依據。

b. 網路資源的使用效率：在感測資料蒐集的過程中，重要的感測結果應為網路的整體資訊，而非個別區域性的感測結果。因此，如何有效率的使用有限的網路資源來延長網路的生命週期，將是非常重要的課題。

c. 網路的擴充性：感測網路的運作方式，不應受網路中感測器數目的影響。當有新的感測器加入時，應能夠使其很快的融入網路的運作，進而提供網路服務。

（2）感測網路規劃之原則

a. 分散式網路組織：一般的感測網路布建規模多為大型網路，且布建方式多採隨意（Ad-Hoc）的方式進行。所以，集中式的組織

與管理不易達成，而分散式的組織為較可行的管理方式與網路行為。在網路初步布建時，可利用此類型演算法來形成分散式的網路組織，如圖 5.2-3 所示 [4]。

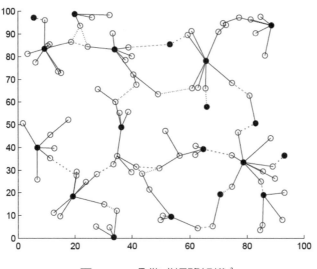

圖 5.2-3 分散式網路組織 [3]

b. 網路內部之資料處理：感測網路可透過合作的方式進行資料處理。例如：感測數值的整合。在圖 5.2-4 中，原先需回傳數個封包回控制中心，經網路內資訊處理後，只需回傳一個封包即可得知網路中的感測結果 [5]。此外，感測網路可透過感測資訊，在時間或空間上的相關性來進行資訊處理。例如：當感測區域的觀測值，僅隨時間緩慢變化時，由於相鄰感測器所得的感測值相近，故只需傳遞感測值的變異量，而不需回報所有的觀測值。

c. 適應性的感測精確度：感測網路可依據個別應用所需的感測精確度做適應性的調整。例如：在事件偵測的應用上，當沒有狀況發生時，只需週期性地傳送簡短訊息回報感測區域的現況。一旦事

件發生時，則增加訊息交換的頻率，以提高感測數據的精確度。

d. 資訊為中心的網路架構：在傳統網路路由協定（Routing Protocol）中，通常利用網路結點的網路身分（ID）或結點的位置來做為傳達訊息的依據。然而在感測網路中，網路架構可以直接建立在感測的資訊上。透過此架構，感測器可以蒐集、處理，以及儲存這些感測資訊。因此，藉由感測資訊的內容與特性，感測器之間便能知曉感測封包的來源端與需要接收此感測封包的目的地，進而建立一個以資訊為中心的網路架構。例如：感測器 A 想要獲得某特定的感測資訊，於是在網路中發送出詢問的訊息。若其他感測器接收到此詢問且擁有相關的資訊，則將之回傳給感測器 A。

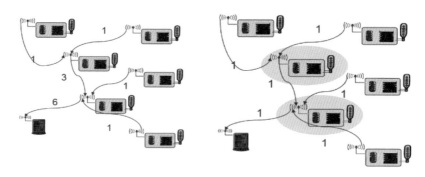

圖 5.2-4　感測數值之整合 [5]

3. 醫療感測網路

因為健康正成為當今社會的基本期望，再加上全球人口不斷增加，對於醫療保健的需求與日俱增，這些因素將需要具有成本效益的新醫療保健解決方案，以滿足各種人口醫療需求，同時亦造成醫療系統與醫務人員的極大負擔。而為了解決以上的問題，許多新技術和模式已陸續提出，使得醫療保健資源得以合理有效的重新分配，以應對醫療保健需求的預期增

長，其中無線感測網路的應用即為重要的解決方案之一。

　　感測網路技術的最新進展催生了醫療感測網路（Healthcare Sensor Network）的概念[6]。相較於傳統無線感測器網路（Wireless Sensor Network），對於環境和軍事應用，醫療感測網路具有監測人類健康的主要功能，透過醫療感測網路，將可持續監控持續移動的環境中的物理和生理信號，即：人類活動。這些醫療感測網路可透過通過身體區域網路（Body Area Network）直接部署在個人的身體[7]。在這種情況下，感測元件的佩戴者無論移動到哪裡，皆可以通過基礎設施區域網路（Infrastructure Area Network）（例如：醫院、老年護理設施和家庭），實現連續監測多位使用者的目的。藉由此系統的建置，醫療感測網路將減少目前醫療人員的壓力，並提供新的自主監控服務，醫療保健員工可將簡單的使用者提醒系統提升到更高級的監控，以達到預防、診斷和康復的目的。例如：為高風險個人部署的醫療感測網路，可提供心臟缺血（心臟病發作）的早期預警、癲癇的發病關懷、糖尿病前兆警示和老年跌倒偵測等服務。此外，網路亦可依照個人需要醫療做設計，自動聯繫緊急服務單位。因此，無線醫療感測網路引入了便攜性的自由，可在自然環境中進行更準確的研究，而非僅侷限於禁閉的運動實驗空間。

　　除此之外，醫療感測網路的實現將惠及更廣泛的社會，服務對象從先天性疾病兒童到老年人慢性病和殘疾的高危險人群。透過自主監測取代人工監護，以減輕目前醫療人力的壓力。同時，醫療感測網路可以持續提供有關病患的線上資訊，例如：生理資訊、檢測、預測、回饋和行動能力的監控，這些功能將有助於提高醫療實踐的效率，以提出更有效的應急機制和改進的康復方案。然而，為了使醫療感測網路技術實現其真正潛力，仍需要大量的研發來解決醫學與工程領域中的技術問題。接下來，我們一起檢視醫療保健的重點領域，簡要地強調關鍵工程議題，以及採用該技術時

必須克服的挑戰。最後，我們介紹幾個創新應用的實例。

4. 工程和技術挑戰

　　有鑑於醫療保健感測器網路的設計和實施上，仍有許多工程問題需要解決，以下章節將陸續討論其關鍵設計議題與技術挑戰。

（1）感測器硬體

　　在生物事件的活動中，如心跳或肌肉收縮、電氣化學和發生的機械活動，可以透過生物感測器進行信號測量、記錄和處理，進而了解生物的基本生理機制系統。當信號採集後，可使用電子設備進行生物信號的放大、過濾與數位化，接著進行處理、儲存與訊息的傳輸，以進一步分析此生物事件。隨著生物醫學感測器的微型化，目前已開發出更多的生物醫學和健康感測應用。

　　除了生物感測器之外，另一個主要感測器群組為存在於生活環境中的嵌入式感測器。這些感測器可使生物醫學感測器的功能更為完善，以提升監測平臺對於生活、醫療康復和風險預防的監控效果。這類型感測器是安裝於生活環境中，監控周圍環境和使用者之間的互動，例如：

　　a. 床位占用感測器檢測床是否被占用。

　　b. 壓力墊子用於監控部署區域的步行活動。

　　c. 光學感測器用於檢測走道中的障礙物。

　　d. 紅外線感測器用於感應運動並自動打開燈或警報器。

（2）感測資訊處理和模型

　　感測網路與傳統無線網路相似，一樣需進行感測資料的解析處理。就醫療感測網路而言，資料需要融合分析以確定使用者的健康情況。例如：使用身體區域網路技術檢測運動、感覺的生理狀態、肌肉和大腦活動等。

由於目前的電腦擁有比以前更多的計算能力，大多數演算法皆可在電腦上實現。然而，在新一代的醫療感測網路架構中，將考慮納入向使用者提供即時回饋的功能。其中，基於智慧計算模組的機器學習演算法，將可提供這些積極主動技術的運算框架。關於這些智能演算法應用於醫療照護與運動監控的詳細資訊，請參考 5.3 節的介紹與討論。

（3）網路架構與電信

醫療感測網路網路架構目前遵循當前無線射頻協定和網路拓撲的控制與管理，透過感應節點發送資訊到區域控制中心（例如：智慧閘道器、基地臺），該中心整理資訊，將其發送到跨接異質性網路（例如：Internet）的資料庫方式，以實現感測監控的目的。目前基於射頻（RF）傳播的無線技術，包括眾所周知的協定，如 IEEE 802.11 a/g/n（Wi-Fi）、IEEE 802.15.1（藍牙）和基於 IEEE 802.15.4（ZigBee）無線個人區域網路（WPAN）標準，主要用於多媒體數據應用。因此，如何針對醫療應用進行調整，在射頻頻譜中定義新的無線射頻傳輸協議，以便所設計出的醫療感測網路解決方案，可以在全球範圍內合法使用，將是對於健康應用的第一個重大挑戰。

如圖 5.2-5 所示 [8]，現階段實現醫療感測網路通信的頻譜帶包含：工業、科學和醫療（ISM）、無線醫療遙測服務（WMTS）、超寬頻（UWB）和 MedRadio（401*402 MHz 和 405*406 MHz）頻段。為了解決上述問題以及廣泛支援身體區域網路的應用，諸如：醫療保健服務，如圖 5.2-6 所示 [8]，應用於人體及周圍的短距離、低功耗和高度可靠的無線通信標準正在發展中（例如：IEEE 802.15.6）。IEEE 802.15.6 無線標準，包括身體區域網路網路架構協定與安全機制的規範。開發目的是設計一個需要 ±10 mW 傳輸功耗，並能夠提供 1 Mb/s 資料速率的無線通信架構，以實

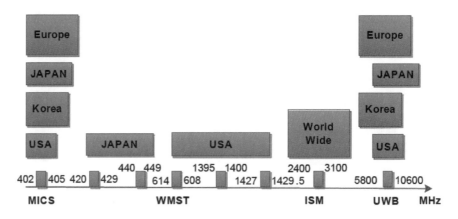

圖 5.2-5　身體區域網路之通信頻譜分布[8]

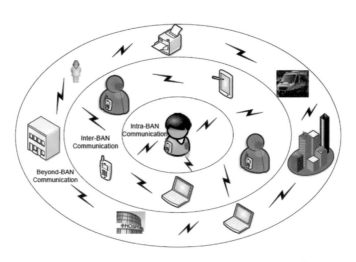

圖 5.2-6　身體區域網路醫療照護之通訊架構[8]

現隨插即用裝置的互通性。此外，IEEE 802.15.6 亦提出一種新穎的體內
無線通訊方法，透過人體作為通信傳輸資料的通道。此方法的優點是功耗
更低，對射頻協定的干擾更小，安全性更高。然而，此系統亦存在著應用
上的疑慮，例如：系統擁有相對較低的頻寬和電磁信號對人體健康的影響

等。相關的研究主題包含：建立人體通訊的通道模型、姿勢相關模型、實證研究等，並開發能夠可靠地使用這種通信形式的網路架構，進而協助描述不同醫療保健領域之間的相互作用，並了解數據如何從連接到身體的感測器，傳輸到特定資料庫（如醫院或雲端醫療伺服器）。

（4）電源管理

　　如前所述，醫療感測網路由使用者佩戴的身體區域網路和位於環境中的基礎設施區域網路所組成。基礎設施區域網路主要從電力線供電，故較能勝任連續監測的任務。但是身體區域網路需要便攜行動式電源，即能量有限的電池，這意味著使用者必須更換電池或為電池充電，因此帶來了電源管理的挑戰，諸如：如何維持電池充電方面的連續監控、實現即時數據處理和數據可靠性等議題。解決電源需求的研究可以分為兩個主要領域：(a) 尋找便攜行動式能源的替代方案，(b) 採用低功耗電子元件。目前正在尋求的新穎替代方案，包括從環境中蒐集能量為身體區域網路電子裝置供電，以及研發延長電池壽命的低功率消耗電子產品等。

（5）安全

　　除了傳統的無線感測器網路，關於功耗、運算能力和網路中的通信可用性問題之外，醫療感測網路技術的部署帶來了新的安全問題，因為網路安全意味著處理和傳輸數據封包方式的額外成本，例如：加密和資訊檢查。這些額外的運算將加重了網路節點的負擔，使用更多的功率，亦可能影響網路的資料傳輸。

　　大多數無線感測器網路安全機制都嘗試在安全性和感測節點資源限制之間找到一種折衷方案，包括加密金鑰的建立和設定、資料完整性和身分驗證、安全路由、對網路危害的恢復力和安全的數據融合等。但是對於醫

療感測網路而言，因其根據部署場景將產生不同型態的資料（如在醫院、救護車和家用監控），安全機制的建立將增加系統設計的複雜度。例如：每當在不安全的環境進行資料傳輸時，將存在著數據被惡意破壞的風險，特別是醫療處方（如醫學劑量）是根據被惡意破壞的醫療數據所決定的狀況。

（6）以人為本的挑戰

　　除了前面提到的技術領域挑戰外，醫療感測網路開發所涉及的人類議題，比先前的感測網路應用都來的廣泛。研究重點在於如何讓基礎感測網路技術，能在醫療保健工作空間順利運行，然而這本身就是一個重大挑戰。有鑑於目前開發的醫療感測網路解決方案，不能完全滿足消費者的需求，再加上人類面臨的系統基本挑戰（諸如：成本、操作限制、系統複雜性和持續監控等），導致技術緩慢採用或完全排斥（在老年人口的應用上）。因此，醫療感測網路研發人員應儘可能方便使用者（例如：可穿戴、輕巧、簡單布建且低故障率），而不是限制使用者的行動。另一方面，系統複雜度也是一重要考量。如果系統太複雜，老年人或幼兒不易使用，那麼它會失去多數的消費者。但是，如果系統過於簡單化，則可能不包含足以完成其應用程式任務的能力（例如：簡單化感應器模型可能會提供不準確的數據）。最後，和互聯網一樣，系統應在任何地方（無所不在的環境）和時間，持續監控並將執行過程提供給使用者參考。面對老人化的社會，醫療感測網路技術的主要預期使用者將是老年人口，因此醫療感測網路技術的主要關切，將會在於其輔助用途的人類議題，以提升他們的生活品質。

5.醫療保健感測器網路的應用

　　由於感測器與可攜式區域網路的結合，可監控生理和人體的物理過

程，因此醫療感測網路技術目前仍然是一個重要的研究領域。身體區域網路應用程式，包括個人醫療監測、健身和鍛鍊監測以及遊戲娛樂。基礎設施中的感測器，將可應用於監測人體活動和人類與環境的相互作用。

醫療感測網路已在許多方面應用於年輕人群。在兒童援助方面，醫療感測網路可以發揮重要作用，以提供必要的安全保障和支援。例如：對於嬰兒和兒童而言，針對其運動中容易跌倒的情形，醫療感測網路已被用作孩童跌倒檢測設備，以及監測他們的身體舒適水準[9]。為了提供兒童的舒適度，創造智慧家居是一個可能的做法，其中的環境溫度可以通過感測器技術進行控制，以保持最佳房間條件。身體區域網路還用於預防和管理青少年哮喘，特別是透過蒐集和評估當地環境資料[10]。

使用醫療感測網路對成年人的預期影響為提升醫療保健服務，進而實現普及醫療保健的目標[11]。然而，對於成年人，醫療感測網路到目前為止，主要適用於個人遭受特定的疾病或殘疾，或是監控藥物的服用[11]，這可適用於患有認知障礙的成年人，以識別和預防在處理藥物時可能發生的錯誤。

醫療感測網路在支援老年人醫療保健方面發揮著重要作用。關於日常家庭活動，醫療感測網路可用於識別和隔離異常老年人的行為，以提醒外部醫療團隊監控分析其構成的任何風險。穿戴式的感測器也可以用於監控老年人的生理和運動特點，以方便檢測墜落和跌倒風險。值得注意的是，由於衛生方面的進步，導致壽命延長，需要適當的醫療感測網路技術，以滿足老齡化社會的需求。藉由發展這些醫療感測網路技術，很可能為解決全球人口結構變化帶來的社會和經濟挑戰作出重大貢獻。

6. 創意發想：醫療、健康和環境的關鍵應用

大多數醫療保健是基於治療，只有在發生嚴重疾病後才採取行動。

顯然在醫療感測網路被廣泛接受之前，大家的心態是需要調整的。爲了能發展醫療、健康和環境的關鍵應用，以著重預防的創新思維具有潛在的發展空間。應用開發者或是同學們可以嘗試透過創意和設計思維、社會護理基礎設施和當地服務相結合來探索學習體驗，並利用史丹福大學設計學院（圖 5.2-7（左）） 提出的設計思考過程 [12]，將觀察轉化爲能夠改善人類生活的見解、產品和應用。需要注意的是，雖然思維過程以人爲中心，但它仍是一個系統設計的觀點，藉由發現問題、定義問題、提出可能的解決方案，最後可利用雙鑽石思維模式（Double Diamond）找到最佳解決方案（圖 5.2-7（右）） [13]。透過思維發散與收斂，引導思考模式從未知逐漸靠向已知。在發散的階段，擁抱各種的想法，試著展開越多越好，不要限制自己、他人。而在收斂的階段則是專注在凝聚和縮小想法。透過發散、收斂的概念，將設計思考流程分爲四個時期：

- 問題探索（Research/Discover）
- 定義問題（Insights/Define）
- 腦力激盪（Ideation/Develop）
- 解決方案（Prototypes/Deliver）

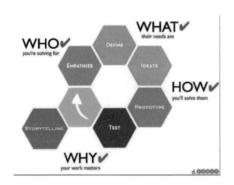
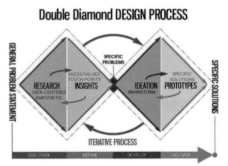

圖 5.2-7　設計思考過程（左）[12]，雙鑽石思維模式（Double Dimond）（右）[12]

　　希望透過創造性培訓的概念，能夠提出一般問題的經驗和技能，從而為界定具體問題（同感和定義）提供依據。然後，透過創造性思維和工程技術的結合，可以探索出一種合適的方案來解決這個問題（Ideate、原型和測試），在此我們用「點滴架」為例來說明[14]。傳統點滴架是用來撐掛點滴袋，利用高度差產生的位能，使靜脈液體滴注連續性的注入靜脈。然而除臥床之外，病患為了上洗手間、用餐，甚至是作其他檢查或復健都必須仰賴移動式的點滴架，包含滑輪式以及附著輪椅上的結構或者將滑輪式點滴架直接擺在輪椅踏板前。然而，滑輪式的底座笨重，病患大都無法自行提起越過高低阻隔，此外，底座較寬也容易絆倒照顧的人。有鑑於傳統技術的缺點與不便利性，研發團隊從而開始規劃，依據技術構想著手進行材料的分析，製作出系統雛型，設計並調整系統結構，從而更進一步實現「背負」與「平衡」的概念。透過系統的微型化、輕量化，進而提高病人的可活動性以及穿戴性，以提升病患使用本系統的舒適感，進而提供點滴架使用者，既安全又有移動性功能的創新價值。

　　藉由 5W1H 的思考方式，從創新的發想，到更多的功能、更好的設計。如圖 5.2-8 所示，以點滴架的設計為例，從使用者角度（who），分析傳統技術的缺點（where, when, what）與創新設計的技術優勢（why, how, what），再回到與傳統技術進行比較的創新系統架構分析（where, when, what），透過 5W1H 的思考過程，檢視創新的想法與設計。

　　除了新穎的硬體雛型設計之外，基於系統的操作，我們利用一個三層通信體系結構來描述所其通訊網路架構[15]。在第 1 層中，Arduino UNO 從動作感測器和電子磅秤蒐集感應資訊（例如：身體傾斜的角度、點滴袋的重量等），供電機驅動模組平衡點滴架。在第 2 層中，個人伺服器（例如智慧手機／PDA）或雙協定閘道器通過無線通道與 Arduino UNO 通信。對於系統的通訊網路架構，我們運用藍牙低功耗（BLE）技術在 Arduino

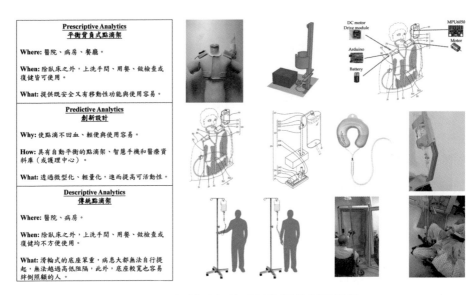

圖 5.2-8　以點滴架的設計為例的創意發想

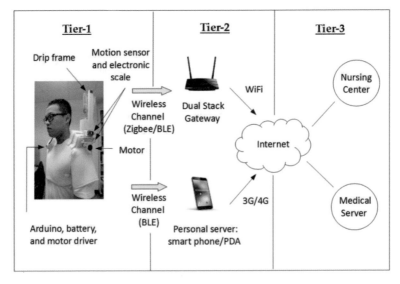

圖 5.2-9　醫療感測網路之階層網路架構 [15]

UNO 和智慧手機之間建立通信通道。在第 3 層中，Internet 用於在個人伺服器和醫療伺服器／護理中心之間建立通道。因此，在這項工作中，通過具有自動平衡的點滴架、智慧手機和醫療資料庫（或護理中心）實現了三層通信架構。對於第 1 層和第 2 層（即滴架和智慧手機）之間的連接，使用藍牙低功耗（BLE）技術。對於第 2 層和第 3 層（即智慧手機和醫療資料庫（或護理中心））之間的連接，使用互聯網技術，透過以上的設計，醫療感測網路之階層網路架構得以實現。

結語

　　無線感測網路是由一群通訊分散式的節點所組成，這些節點被稱為感測結點（sensor node），這些節點不僅體積很小、不需大量電源，並且具有運算、感測之功能。將感測器散布在所需探測的環境中，利用自我組織的能力架構出感測網路，以利資料的回傳，且達到最少感測器能量消耗的目標。無線感測網路設計的影響因素甚多，主要包含應用的環境條件、使用的硬體需求、消耗的能量及建構的網路拓樸等，其中電力消耗是決定無線感測網路存活時間長短的重要因素。可預見無線感測網路與物聯網的廣泛應用是一種趨勢，在未來將會對許多產業及人類日常生活帶來衝擊性影響。

重點整理

- 無線感測網路的運作分成感測行為、嵌入式元件以及網路架構等三大要項。

- 無線感測網路是由一群通訊分散式的節點所組成，這些節點被稱為感測結點（sensor node）。

- 感測網路而言，一個良好的網路表現必須考量對網路應用所能提供的服務品質（Quality of Service, QoS）、網路資源的使用效率，以及網路的擴充性。
- 透過直接部署在個人身體上的醫療感測網路，將可持續監控持續移動的環境中的物理和生理信號。

參考文獻

1. Edgar H.Callaway, "Wireless Sensor Networks Architectures and Protocols," San Francisco California: Morgan Kaufmann, Elsevier Science, 2004.

2. Akyildiz, I.F., W. Su, Y. Sankarasubramaniam, and E. Cayirci, "A Survey on Sensor Networks," IEEE Communications Magazine, August, 102-114 (2002).

3. 溫志煜（2010）。改變世界的無線感測器。載於林俊良（主編），3C科技與生活（頁203-220）。冠唐國際圖書。

4. C.-Y. Wen and W. A. Sethares, "Automatic decentralized clustering for wireless sensor networks," EURASIP Journal on Wireless Communications and Networking, Volume 2005, Issue 5, pp. 686-697.

5. F. Zhao and L. Guibas, Wireless Sensor Networks: An Information Processing Approach, Morgan Kaufmann, CA, 2004.

6. Daniel T.H. Lai, et al., "Sensor Networks in Healthcare: A New Paradigm for Improving Future Global Health," in Healthcare Sensor Networks: Challenges Toward Practical Implementation, YorkDanielTzeHueiLaiRezaul BeggMarimuthuPalaniswami, Editors, 2012.

7. Yang, G.-Z. (2006). Body Sensor Networks. London: Springer Verlag.

8. Ahmad Salehi S.,M. A. Razzaque, Inmaculada Tomeo-Reyes and Nasir Hussain,"IEEE 802.15.6 Standard in Wireless Body AreaNetworks from a Healthcare Point of View," in Proc. the 22nd Asia-Pacific Conference on Communications (APCC2016), 2016.

9. Alemdar, H., &Ersoy, C. (2010). Wireless sensor networks for healthcare: A survey. Computer Networks, 54, 2688-2710.

10.Rodrigues, J., Pereira, O., & Neves, P. (2011). Biofeedback data visualization for body sensor networks. Journal of Network and Computer Applications, 34, 151-158.

11.Varshney, U. (2007). Pervasive healthcare and wireless health monitoring. Mobile Networks and Applications, 12, 113-127.

12.Charles Sturt University Thinkspace, June 2015. (http://thinkspace.csu.edu.au/inf536reflections/files/2015/06/design-thinking-map-1otf7yw.jpg)

13.Service Design Double Diamond Process (by Kaishin Chu), Nov. 2014. (http://servicedesignvancouver.ca/wp-content/uploads/2014/11/SDV-DoubleDiamond.pdf)

14.Ming-Feng Wu and Chih-Yu Wen, 「平衡調控背負式點滴架的方法及其裝置 / Device and Method for A Piggyback Intravenous Drip Frame with Balance Control,」中華民國 / 發明專利－ ROC Patent (Invention No. I480075), April 2015.

15.Ming-Feng Wu, Chia-Shan Chen, I-Shan Chen, Tz-HauKuo, Chih-Yu Wen, and William A. Sethares, "Design of Carryable Intravenous Drip Frame with Automatic Balancing," Sensors, Special Issue on Medical Applications of Sensor Systems and Devices, vol.20, no.793, pp.1-26, February 2020.

5.3 人工智慧的基礎

人工智慧（Artificial Intelligence, AI），已成為近來最熱門的科技之一，並已快速走進我們的生活當中。各個領域都可以見到 AI 的蹤跡，像是客戶智能服務、自動駕駛、智慧居家監控、醫療診斷輔助等，以滿足人們更快速、方便、精準的需求。本節將以簡要方式，介紹人工智慧的發展過程、運作以及學習模式。

莊家峰

追溯 AI 的起源，最早是在 1950 年代電腦被發明後，並開啟了第一波的 AI 熱潮。後續的 AI 技術發展與興衰史可以整理如圖 5.3-1 所示。早期一派 AI 的實現方法，為把人類的思考邏輯直接放入電腦中，由電腦複製與實現人的推論規則。這派方法可統稱符號主義（symbolicism）或邏輯主義法。這類方法後來衍生了 1980 年代 AI 第二波熱潮時有名的「專家系統」（expert system）[1]。此法利用專家的專業知識編輯出邏輯推論規則，以解決特定專業領域的問題。專家系統包含專業領域的知識庫，加上電腦

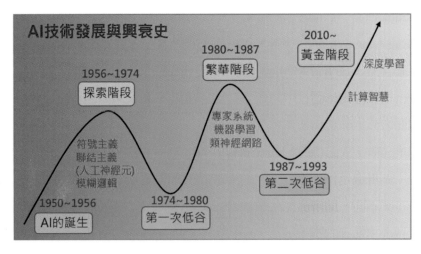

圖 5.3-1　AI 技術發展與興衰史

端的邏輯推論運算，以達到機器執行專家預先設計好的推論規則。其優點為設計簡單、實現與編修容易。但是這類方法一個侷限為，針對某些複雜問題，專家可能無法將其知識編譯成邏輯推論，或是專家根本也無法解答，因此就無法透過電腦來解決問題；另一個侷限為，電腦的智慧上限取決於專家的知識，無法超越專家的能力。主要原因為電腦不具有學習的能力，因此無法自行創造新的邏輯推論規則。

為了讓機器具有自我學習的能力，1980 年代 AI 第二波熱潮時期，機器學習（Machine Learning, ML）技術被提出[2]。此類技術的目的為利用蒐集的數據，在不經過專家給予的專業知識下，機器能具備學習及推論的能力，進而產生出期望的結果。早期的推論模型主要以統計模型為主，搭配以統計方式為主的學習方法，達到機器學習的目的。一個有名的方法為支持向量機（Support Vector Machine, SVM）[3]。其他熱門的推論模型，本章節後續會再詳述。不管以何種方進行機器推論或學習，機器學習一般可以分成三種學習類型，分別為監督式學習（supervised learning）、強化式學習（ reinforcement learning）、及非監督式學習（unsupervised learning）。這三種學習說明如下。

- **監督式學習**：如圖 5.3-2 所示，此類學習方法需由監督者提供機器訓練數據組。此數據包含機器的輸入以及其要求的輸出值，意即為人工給予正確答案。在學習過程中，機器經由比對輸出誤差值進行自身修正。目的為電腦經由學習後，自行建構出一個推論模型，以使模型的推論輸出與要求輸出一致。舉例來說，如果想要訓練電腦分辨圖片是行人還是背景，先事前人工標記出哪些圖片是行人，哪些圖片是背景。電腦會依照圖片去辨識是行人還是背景，當電腦一開始判斷時，會跟人工標記的標準答案不同，即辨識錯誤。之後透過不斷的學習使得誤差越來越小，以達到更加準確的辨識效果。監督式學習以商業產品為例，給予機器蒐集

的車牌影像與正確的車牌號碼。經過學習後，當給予電腦一個車牌影像時，電腦可以自動判斷上面的車牌號碼。

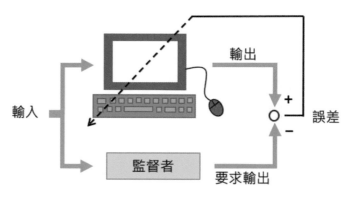

圖 5.3-2　監督式學習架構圖

- **強化式學習**：如圖 5.3-3 所示，強化學習採用的學習數據中，並沒有監督者告知機器明確的要求輸出值。機器是根據外在環境給予「獎勵」或「懲罰」進行學習。機器透過環境傳遞的「獎勵」或「懲罰」，在嘗試錯誤之中進行自我學習，以獲得最大的獎勵。例如，機器在學習下棋過程中，並沒有監督者教導機器每一步棋子該正確下在哪個位置，機器是經由每盤棋的好壞結果，經過多次的對弈學習後，自行修正其錯誤的棋路，以此來發展出機器自我的下棋策略。強化式學習應用上一個有名的例子便是 AlphaGo 電腦圍棋系統。

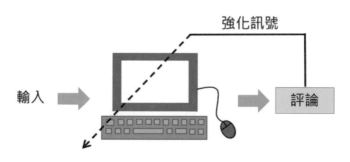

圖 5.3-3　強化式學習架構圖

- **非監督式學習**：非監督式學習在學習的過程中，並沒有監督者給予明確的要求輸出，也沒有外在環境給予好壞評估。機器是自行依資料的特性進行學習。常見的非監督式學習為數據分群，此法提供蒐集的數據給電腦，但並沒有告知這些數據的類別。如圖 5.3-4 所示，電腦依據數據彼此間的相似度關係，自行將相似的數據歸為同一群，最後將數據分為不同群。舉一個例子來說，當我們把大量沒有被標記類別的汽車與行人照片丟給電腦時，電腦依據照片的相似度，可以自行將這些照片分為許多群，預期同一群內的照片將大部分是汽車或是行人。非監督式學習也可以運用於商業上分析消費者的喜好，觀察其消費行為分出不同消費族群。

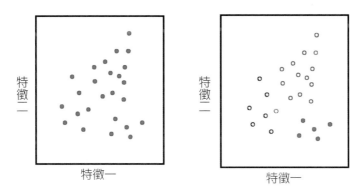

圖 5.3-4　非監督式學習之分群例子。（左）原始數據在輸入特徵空間的分布圖。（右）依照數據間的距離，機器可自行將其分為三群

　　除了上述的符號主義之外，另一派 AI 的實現方法，主要以模擬大腦的神經運作而來，以期待機器跟腦神經一樣具有學習的能力。這派方法可稱為聯結主義（connectionism）法。此法後續更衍生了類神經網路與深度學習網路。當神經元接受到刺激時，會觸發進而產生輸出的改變。基於這個想法，在 AI 發展的早期，於 1950 年代 AI 第一波熱潮時，模擬單一個神經元的人造感知器的數學模型被提出，但是其可執行功能相當有限。1980 年代 AI 第二波熱潮時，基於多個神經元構成一神經網路的

概念，將多個感知器連結成一個類神經網路（Artificial Neural Networks，簡稱 ANN）的數學模型已被提出，並稱之爲多層感知器（multilayer perceptron，簡稱 MLP）或是倒傳遞神經網路（backpropagation neural network）[4]。2010 年代，類神經網路衍生出了深度學習（deep learning）技術[5]。主要概念爲採用更多層的類神經網路進行資訊處理與學習。此法不需經過人類知識做特徵萃取，而是由電腦自己去定義特徵與推論，因此解決了人工設計特徵參數時，限制了機器表現的問題，並省去了人工設計特徵參數的心力。由於深度學習在各個領域上超越人類的成功表現，開啓了至今第三次的 AI 熱潮。

1990 年代，包含類神經網路在內的不同仿生計算方法，被統一稱之爲計算智慧（computational intelligence）方法[6]。計算智慧主要包含三大領域，包含類神經網路、模糊系統（fuzzy systems）、與演化計算（evolutionary computation）。以下針對其中可用來當 AI 推論模型的神經網路與模糊系統技術做較詳細的介紹。

1. 類神經網路與深度學習

自古以來大腦的奧祕一直是人們趨之若鶩的研究方向，好奇究竟大腦是如何分析及如何運作。1950 年代電腦的出現，使得許多科學領域的專家紛紛想藉由電腦強大的運算能力，探究並且模擬人類思考的方式以及邏輯，於是發展出類神經網路技術。當人體受到外界刺激時，如圖 5.3-5 所示，訊息藉由樹突細胞傳入細胞本體進行處理分析，之後再經由軸突末端傳至下一個神經元。而類神經網路的概念發想，便是來自於人體神經元細胞的工作原理。如圖 5.3-6 爲單一個人工神經元，輸入端和輸出端分別代表爲樹突和軸突，權重 w_i 則相當於是突觸，細胞本體的處理則以激活函數（activation function）來模擬。針對輸入 x_i，人工神經元的輸出 y 運算如下：

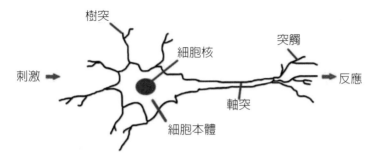

圖 5.3-5　人體神經元

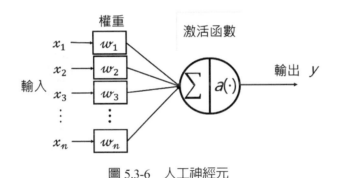

圖 5.3-6　人工神經元

$$\text{net} = w_1 x_1 + w_2 x_2 + \cdots + w_n x_n = \sum_{i=1}^{n} w_i x_i \tag{1}$$

$$y = a(\text{net}),\ a(\cdot)：激活函數 \tag{2}$$

　　早期的類神經網路主要使用的激活函數為 Sigmoid 函數，如圖 5.3-7（左）所示。但是由於 Sigmoid 函數的飽和區域範圍廣，當函數輸入值過大或過小時，容易造成輸出值飽和，進而提高訓練類神經網路時的難度，大大的降低網路模型的性能。近來在深度學習上，普遍採用的激活函數是線性整流函數（Rectified Linear Unit, ReLU），如圖 5.3-7（右）所示。其線性段能有效克服輸出飽和問題，且當 $x < 0$ 時 y 值為零，使部分的神經元輸出為零，類神經網路變得不會太緊密，減少發生過度訓練的現象。另

一重要的特點即爲無需繁重的計算量，只需判斷輸入值是否小於零。基於以上原因 ReLU 函數儼然成爲了現今在深度學習領域中，使用率最高的激活函數。

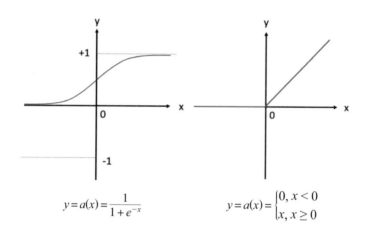

$$y = a(x) = \frac{1}{1 + e^{-x}}$$

$$y = a(x) = \begin{cases} 0, x < 0 \\ x, x \geq 0 \end{cases}$$

圖 5.3-7　不同的激活函數。（左）Sigmoid 函數、（右）ReLU 函數

圖 5.3-8 顯示一個類神經網路架構，即前述的多層感知器。類神經網路顧名思義就是由許多層神經元互相連結的網路架構，而每一層便是由數個神經元組合而成。一個最基本的多層感知器至少包含三種結構，分別是輸入層、隱藏層（hidden layer）以及輸出層。其輸入到輸出的運算關係如下：

$$H_q = \sum_{i=1}^{n} v_{qi} x_i - b_q^h, h_q = a(H_q) \tag{3}$$

$$Y_j = \sum_{q=1}^{m} w_{jq} h_q - b_j^y, y_j = a(Y_j) \tag{4}$$

深度學習的深度指的就是類神經網路層數的深度。意即深度學習採用更多的層數來提高類神經網路的學習推論能力，以便處理更複雜的推論問題，如影像辨識與語音辨識。常用的深度學習模型，主要是基於深

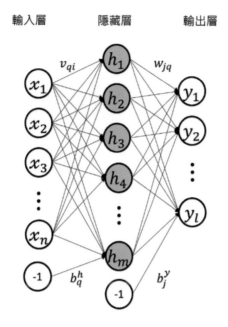

輸入層　　　　　隱藏層　　　　　輸出層

圖 5.3-8　具一個隱藏層之類神經網路

度卷積神經網路（Convolutional Neural Network，簡稱為 CNN）架構。卷積神經網路是人工智慧的巨擘 LeCun 教授於 1998 年提出的網路架構，以便用於影像辨識問題[7]。架構上與多層感知器最大的不同為神經層的表示，由平面圖轉為有深度的立體圖，並將神經元全連結的方式改為區域連結方式，因此可大量的降低層與層之間連結的權重數量。卷積神經網路的架構可以簡單的區分為四個部分，分別是輸入影像（input image）、卷積層（convolutional layer）、池化層（pooling layer）及全連接層（fully connected layer）。深度卷積神經網路的主要概念便是基於卷積神經網路架構，在其中串接了多個卷積層與池化層，如圖 5.3-9 所示。卷積層與池化層的主要功能為特徵擷取。全連接層主要功能為進行後續的分類或回歸運算。以下針對卷積層、池化層與全連接層做一個簡單的介紹。

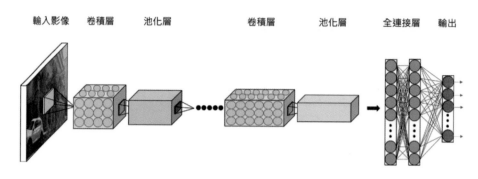

圖 5.3-9　深度卷積神經網路的一般架構圖

• 卷積層：

　　每一層可以用（寬 × 高 × 深度）體積來表示。卷積層包含一組可學習的權重參數 w。每個神經元透過權重，僅連接到輸入體積（input volume）的局部區域（沿寬度和高度平面），此平面區域的大小稱爲卷積核大小（kernel size）或滑動視窗大小。卷積層沿著深度有多個神經元，均連接到輸入體積的同一區域。每組滑動視窗是沿著輸入體積的寬度和高度上，由左到右及由上往下滑動，以擷取輸入層的資訊，並進行卷積運算。當輸入端體積的深度爲 d 時，則卷積層每個神經元的輸入值有 $(2r + 1)×(2r + 1)×d$ 個，因此相對有 $(2r + 1)×(2r + 1)×d$ 個權重值。卷積的基本概念爲，滑動視窗中的每一個權重值與輸入體積區域中，所對應值做相乘後再做相加。例如，當輸入體積爲單一層特徵圖，卷積核大小爲 $(2r + 1)×(2r + 1)$ 時的卷積運算式：

$$y[m, n] = \sum_{j=-r}^{r} \sum_{i=-r}^{r} w[i, j] x[m - i, n - j] \tag{5}$$

　　圖 5.3-10 爲相對的一個運算例子，其中 $r = 1$。由於卷積是一種線性關係，所以掃描完後得到的值，需要再透過激活函數轉爲非線性關係，通常是選擇 ReLU 作爲激活函數。

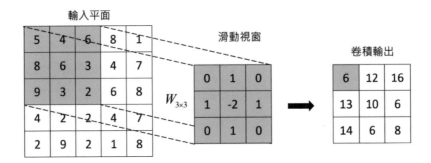

圖 5.3-10　卷積層的卷積運算範例

• 池化層：

　　跟卷積層一樣有一個滑動視窗進行掃描，但是功能改為對卷積層的輸出進行降採樣，使得卷積層上的特徵圖變小以減少參數量，但是深度維持不變。通常池化處理會分為兩種，最大池化（max pooling）及平均池化（averaging pooling），而最常使用的是最大池化，其作用為保留在滑動視窗中的最大值（圖 5.3-11）。

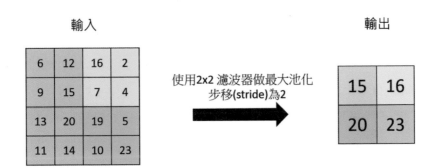

圖 5.3-11　池化層之最大池化運算範例

• 全連接層：

　　功能為將前一層的所有特徵資訊平坦化（將三維資訊表示為一維

資訊），再接上多個全連結層。全連結層的架構基本上就是多層感知器（MLP）架構，其中可以給定不同的隱藏層數目。類神經網路在參數學習上，最常用的是隨機梯度下降法（gradient descent）。主要技巧為定義一個價值函數，利用微分的概念，讓參數往較小價值函數的方向移動。

深度學習開始引起注意的一個原因，便是在 2012 年 1000 個類別的圖像辨識競賽（ImageNet LSVRC）中拔得頭籌，且讓第二名望其項背的 Alexnet 網路[8]，其採用的便是深度卷積神經網路的架構。後續許多知名的深度卷積神經網路，如 VGG16[9]、ResNet[10]、inception v4[11]、Xception[12] 等陸續被提出。基於深度卷積神經網路的各種物體偵測方法，例如 Faster-RCNN[13]、Yolo[14]、Yolo v4[15] 等也已被提出。這類物體偵測方法可用於自駕車之行人偵測、交通流量監測之車輛偵測技術、安全系統之人臉偵測與辨識、製造業之線路瑕疵偵測、醫學病理影像之病灶偵測等，成功的將 AI 帶入實際應用中。

另一個基於深度卷積神經網路的知名技術，便是生成對抗網路（Generative Adversarial Network, GAN）[16]。如圖 5.3-12 所示，GAN 架構上包含兩種網路，分別是生成器（generator）以及鑑別器（discriminator）。其原理為一開始先透過生成器隨機製造出一張假圖，並將假圖和真圖一起丟入鑑別器。接著鑑別器會對這兩張圖進行辨別，求取辨別誤差。後續再將此誤差資訊回傳給辨別器進行參數調整，以強化辨別器辨別真假圖的能力。此誤差亦會傳回生成器進行誤差調整，以強化生成器產生假圖的能力。新的生成器之後再產出新的假圖，之後便是不斷的重複上述步驟，直到產生出滿意的假圖為止。而在對抗的過程中，生成器也可能會產生一些意想不到或驚豔的圖片。由上可知生成器與鑑別器的角色彼此是對抗的，因此稱為生成對抗網路。後續不同的 GAN 網路與各種有趣的應用已被提出，像是可用於將一般的馬變成斑馬、蘋果變成

橘子、醫學病理切片的染色轉換的 CycleGAN[17, 18] 及自動改變人的五官表情、髮型的 StarGAN[19] 等。隨著 GAN 這項技術的發展逐漸成熟，以及朝著更多元的方向前進，之後可能會出現更多令人意想不到的有趣方法與應用。

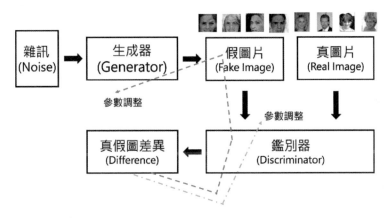

圖 5.3-12　生成對抗網路架構圖

隨著科技日新月異的創新，在深度學習的領域中，無論是軟硬體或是知識都逐步的成長，進而也衍生出更多由後世專家研發出的強大且有效率的心血結晶，在軟體方面有許多深度學習的開源軟體可以直接使用，並可搭配 c++ 或 python 程式語言進行開發。相關軟體網址可參考如下：

Caffe (https://caffe.berkeleyvision.org/)

Tensorflow (https://www.tensorflow.org/?hl=zh-tw)

Keras (https://keras.io/)

硬體上，則通常需要搭配圖形處理器（graphic processing unit，簡稱 GPU）以加快訓練與運算時間。

最後，雖然在深度學習研究上的進展逐漸成熟，但仍有許多課題需要解決，而現在遇到最大的問題就是訓練資料量的不足，就算有很好的架構

系統，也是巧婦難為無米之炊，且若使用的是較龐大的神經網路架構，通常也要花費數天的時間訓練，所以現今的研究除了希望能增加辨識物體的準確率之外，更期許能夠提高工作效率，並且結合各式各樣的領域，使得未來人工智能的應用可以更加普及、更加蓬勃發展。

2. 模糊系統

（1）模糊集合

　　人類的思考決策的表達上，往往都是以模糊語句來描述，例如：「水溫太熱，則把冷水流量調大」，以及「車子速度慢，則油門踩大力一點」。這裡的太熱、慢、大等描述都是模糊的描述。模糊系統發展的主要動機是機器可以執行人類的模糊語句描述與推論。基於這個動機，模糊邏輯的概念最早是由美國 Zadeh 教授在 1965 年所提出 [20]，傳統的計算都是以二元項的 0 和 1 來區分做決策，而模糊邏輯是將 0 和 1 變成 0 到 1 之間有不同程度值。以水溫「熱」為例，如圖 5.3-12 所示，傳統的集合水溫一旦超過 50 度就被表示為熱水，若小於 50 度就不叫熱水。但這個界限變化似乎太過於劇烈。在我們看來 49.5 度的水要說它是冷水，而 50.5 度竟馬上變稱為熱水，似乎有點勉強。這時，若用模糊集合來表示的話，可以讓原本只有「熱」及「不熱」的集合，變成「熱」及「不熱」之間有程度上的變化，隨著水溫的升高而「熱的程度」也升高。例如 0 度冰水屬於熱的程度值為 0，50 度水屬於熱的程度值為 0.5，在 100 度水屬於熱的程度值為 1。

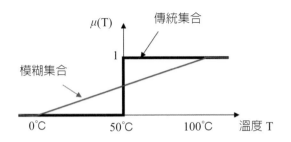

圖 5.3-13 描述水溫熱的傳統集合與模糊集合的表示方式

以數學式表示而言，代表水溫熱的傳統集合 A 可以表示為 $A = \{T \mid T \geq 50, T \in R\}$，表示集合 A 的成員是所有大於等於 50 的溫度。傳統的集合為一明確集合，它內部的所有成員相當明確，我們可以為 A 定義一個特性函數 $\mu_A(T)$

$$\mu_A(T) = \begin{cases} 1, \ \text{當} \ T \in A \\ 0, \ \text{當} \ T \notin A \end{cases} \tag{6}$$

此特性函數 $\mu_A(T)$ 表示非 1 即 0，即溫度 T「是」或「不是」屬於 A 集合。在模糊集合（fuzzy set）A 中，成員 x 屬於 A 可以有 0 到 1 不同的程度值。此值由歸屬函數（membership function）$\mu_A(x)$ 計算而得，並稱為歸屬程度值。歸屬函數的表示方法有很多種，一般數學上常用的歸屬函數為圖 5.3-14 中的三角形歸屬函數、梯形歸屬函數及高斯歸屬函數。歸屬函數之選擇，常會因對象、環境不同而有所差異，也可能因描述者的主觀意識不同，而給予不同的表示法。

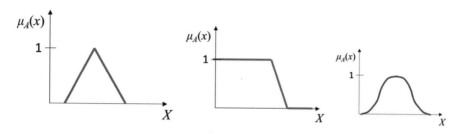

圖 5.3-14 （左）三角形歸屬函數。（中）梯形歸屬函數。（右）高斯歸屬函數

　　模糊理論至今已有廣泛的應用，包含在影像辨識、自動控制、資料管理分析上，均可看見其影子。日常生活中的家電用品，例如冷氣機、洗衣機、血壓計、電鍋等，也常常可看到「fuzzy」這個名詞在產品身上，可見模糊系統早已實際進入你我的家庭生活中。

（2）模糊系統（Fuzzy Systems）

　　接下來介紹由模糊規則庫（fuzzy rule base）所構成的模糊系統。一條模糊規則表示一個模糊推論語句，一般是依據專家知識或經驗策略制定而得。模糊規則是以

$$若\cdots，則\cdots \ (If \dots then \dots)$$

所表示。其中的「若…」稱為前件部（antecedent），代表對環境系統變數的描述；其中的「…」代表的是模糊命題（fuzzy proposition），例如：

$$若水溫熱；$$
$$若氣溫冷。$$

　　以上水溫及氣溫是語言變數，隨著實際環境情況而改變，熱、冷則是語言變數值並以模糊集合來表示。當有多個模糊命題時，可以用「且」來

加以組合，例如：

若水溫熱且氣溫冷

規則中的「則⋯」稱為後件部（consequent），代表對系統輸出的描述。後件部可以用不同的形式描述。常見的是 Mamdani 型式與 Takagi-Sugeno-Kang（簡稱 TSK）型式。前者輸出以模糊集合描述；後者輸出為一實數值或輸入變數的函數值。以 Mamdani 型式為例，熱水器恆溫系統中，熱水器的火力推論規則可以描述如下：

若水溫冷且氣溫冷，則熱水器火力強

以上就是一個完整的模糊規則，而後件部「則熱水器火力強」裡面的模糊描述「強」，一般是根據物理上的事實來判斷，或者是專業領域的知識所設計。整套熱水器的火力決策模糊系統可以設計如下。假設有 2 個輸入變數水溫（x_1）及氣溫（x_2）。水溫變數 x_1 上定義 2 個模糊集合冷（A_1）與熱（A_2）。氣溫變數 x_2 上定義 2 個模糊集合冷（B_1）與熱（B_2），如圖 5.3-15 所示。輸出火力為變數 y，上面定義了三個模糊集合強、中、弱。2 個輸入變數上的模糊集合，可組成 4 條模糊規則如下：

$$R^1：若水溫冷且氣溫冷，則熱水器火力強$$
$$R^2：若水溫熱且氣溫冷，則熱水器火力中 \qquad (7)$$
$$R^3：若水溫冷且氣溫熱，則熱水器火力中$$
$$R^4：若水溫熱且氣溫熱，則熱水器火力弱$$

其中 R^j 代表的是第 j 條規則。可以看出在設計模糊規則時，通常會依照物理上的事實與邏輯。因此不可能會出現「若水溫是熱的，且氣溫是熱的，則熱水器火力要強」這種不符合邏輯的後件部描述。

　　模糊系統的實現，主要包含了四個部分：模糊化（fuzzifier）、模糊規則庫、推論引擎（inference engine）、解模糊化（defuzzifier）。典型的架構如圖 5.3-16 所示。各部分簡介如下。

　　模糊化：將變數的量測值（例如溫度 $x_1 = 20$ 度）對應到其上面定義的模糊集合。主要是求出量測值屬於各個模糊集合的歸屬程度值。例如當水溫 $x_1 = 20$ 度時，$\mu_{A_1}(x_1) = 0.8$ 與 $\mu_{A_2}(x_1) = 0.2$。當氣溫 $x_2 = 30$ 度時，$\mu_{B_1}(x_2) = 0.4$ 與 $\mu_{B_2}(x_2) = 0.6$。

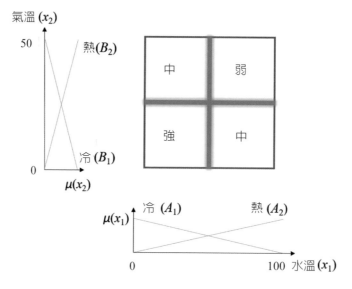

圖 5.3-15　熱水器火力控制的模糊規則表示法

　　推論引擎：通過執行近似推理來得到每條模糊規則的輸出結果。推論引擎包含很多不同運算方法，一般常用的方法是以「乘積」運算來執行「且」的運算。針對輸入變數 $\bar{x}$ 而言，將模糊規則 j 前件部每個輸入變數的歸屬程度值（μ^j）相乘後，可得到規則 j 的激發量值（firing strength）：

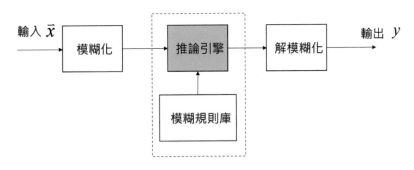

圖 5.3-16　模糊系統基本方塊圖

$$\Phi^j(\vec{x}) = \prod_{i=1}^{n} \mu^j(x_i) = \mu^j(x_1)\mu^j(x_2)\dots\mu^j(x_n) \tag{8}$$

由此，當溫度 $x_1 = 20$ 度且氣溫 $x_2 = 30$ 度時，模糊系統 (5) 的法則 R^1 的激發量 r 計算如下：

$$\Phi^1(\vec{x}) = 0.8 \times 0.4 = 0.32 \tag{9}$$

激發量值可以視為輸入變數 $\vec{x}$ 與模糊規則 j 的前件部條件之匹配程度值。以 Mamdani 形式模糊規則而言，激發量與每條法則的後件部的模糊集合，進行模糊蘊涵（fuzzy implication）運算後，可以得到每條規則輸出的模糊結果。

解模糊化：將推論引擎得到模糊集合進行解模糊化，以得到最後的明確輸出值。主要在於產生明確的決策或控制動作。以控制為例，輸出電壓為 5 伏特時，機械才能根據輸出值做反應，不能直接用模糊值當作輸出去控制一個系統。現有的文獻上，解模糊化的方法有許多種，有興趣的讀者可以參考相關書籍[21]。

由於 Mamdani 形式模糊規則後件部，採用模糊集合在輸出的運算較複雜。目前筆者較常使用零階的 TSK 型式。即每條模糊規則的後件部為

一個實數值。例如，式子 (5) 的模糊規則可以改寫爲：

$$R^1：若水溫冷且氣溫冷，則熱水器火力開 90\%$$
$$R^2：若水溫熱且氣溫冷，則熱水器火力開 50\% \qquad (10)$$
$$R^3：若水溫冷且氣溫熱，則熱水器火力開 50\%$$
$$R^4：若水溫熱且氣溫熱，則熱水器火力開 10\%$$

假設第 j 條規則後件部是採用一個實數值 a^j，則上述的推論引擎與解模糊化運算可表示爲：

$$y = \frac{\sum_{j=1}^{r} \Phi_A^j(\bar{x}) a^j}{\sum_{j=1}^{r} \Phi_A^j(\bar{x})} \qquad (11)$$

解模糊化可以視爲每條法則的後件部推論值，根據激發量作加權平均來得到輸出。由運算式 (8) 與 (11)，讀者可以看出模糊系統在運算上，由輸入到輸出只要執行兩個數學式，因此相當容易實現。

模糊規則庫的建立，傳統上是依據專家知識或使用者經驗，以人工方式設計來獲得。但是這種方法的一個缺點是人工設計方式較耗時；另一個缺點是，對於複雜系統的決策或控制，可能較難以人類的知識來描述，因此不容易建立模糊規則。爲了省去模糊規則庫的建立及歸屬函數參數的設計時間及彌補人工描述規則的不足，一些數據驅動（data driven）模糊系統已被提出。主要目的爲機器可以根據蒐集到訓練數據，自行學習，建構出最佳模糊規則。一個熱門的方法是類神經模糊系統（neural fuzzy systems）[22]，利用類神經網路的學習能力，由機器自我學習出模糊規則。例如文獻中 [23]，作者以類神經模糊系統配合蒐集到的訓練資料，利用三個簡單的生理變數，可以由機器自我產生模糊規則，估測出中重症的睡眠呼吸中止症。相較於類神經網路本身爲一個黑盒子，很難去解釋其中的推論

過程，類神經模糊系統的好處為，產生的模糊規則是以類似人們推論的口語化描述，因此較容易去解釋與理解其推論過程是否合理，推論結果會比較有說服力。

　　經由本章節對人工智慧的介紹後，希望讀者對其有基本概念。針對日常生活或工作周遭的問題時，可以初步判斷是否可嘗試用人工智慧方法來解決，及該使用何種人工智慧技術。有了相關的創意想法後，後續實現上可再針對需要的人工智慧技術，進行更深入的了解或尋求人工智慧專家合作，以期將新點子付諸實現。

重點整理

- 機器學習一般可以分成監督式學習（supervised learning）、強化式學習（reinforcement learning）、及非監督式學習（unsupervised learning）等三種。
- 計算智慧主要包含三大領域，包含類神經網路、模糊系統（fuzzy systems）、與演化計算（evolutionary computation）。
- 深度學習已成為 AI 領域最熱門的技術，特別是在影像處理與自然語言處理的應用上，已有突破性的發展。
- 模糊系統的實現，主要包含了四個部分：模糊化（fuzzifier）、模糊規則庫、推論引擎（inference engine）、解模糊化（defuzzifier）。
- 模糊規則庫的建立，傳統上是依據專家知識或使用者經驗，以人工方式設計來獲得；數據驅動模糊系統則為近來的熱門方法。

參考文獻

1. P. Jackson, Introduction To Expert Systems, 3rd, Addison Wesley, 1998.

2. T. Mitchell, Machine Learning, McGraw Hill, 1997.

3. V. Vapnik, The Nature of Statistical Learning Theory. New York: Springer—Verlag, 1995.

4. D. E. Rumelhart, G. E. Hinton, and R. J. Williams, "Learning representations by back-propagating errors,"Nature, vol. 323, pp. 533-536, Oct. 1986.

5. I. Goodfellow, Y. Bengio, and A. Courville, Deep Learning, MIT Press, 2016.

6. H. Adeli, Computational Intelligence: Synergies of Fuzzy Logic, Neural Networks and Evolutionary Computing, John Wiley & Sons, 2013.

7. Y. LeCun, L. Bottou, Y. Bengio, and P. Haffner, "Gradient-based learning applied to document recognition," Proceedings of the IEEE, vol. 86, no. 11, pp. 2278 - 2324, Nov. 1998.

8. A. Krizhevsky, I. Sutskever, and G. E. Hinton, "ImageNet classification with deep convolutional neural networks," Advances in Neural Information Processing Systems (NIPS), pp. 1-9, 2012.

9. K. Simonyan and A. Zisserman, "Very deep convolutional networks for large-scale image recognition," [Online]. arXiv:1409.1556, 2014.

10. C. Szegedy, W. Liu, Y. Jia, P. Sermanet, S. Reed, D. Anguelov, D. Erhan, V. Vanhoucke, and A. Rabinovich, "Going deeper with convolutions," Proc. IEEE Conf. Computer Vision and Pattern Recognition (CVPR), pp. 1-9, 2015.

11. C.Szegedy, S.Ioffe, and V. Vanhoucke, Inception-v4, Inception-ResNet and the Impact of Residual Connections on Learning arXiv:1602.07261v2 [cs.

CV] 23 Aug 2016.

12. F.Chollet, "Xception: Deep learning with depthwise separable convolutions", arXiv:1610.02357v3, 2017.

13. S. Ren, K. He, R. Girshick, and J. Sun, "Faster R-CNN: towards real-time object detection with region proposal networks," In IEEE Transactions on Pattern Analysis and Machine Intelligence, vol. 39, no. 6, pp. 1137-1149, 2017.

14. J. Redmon, S. Divvala, R. Girshick, and A. Farhadi, "You only look once: unified, real-time object detection," 2016 IEEE Conference on Computer Vision and Pattern Recognition (CVPR), pp. 779-788, 2016.

15. A. Bochkovskiy, C.Y. Wang, and H.Y. Mark Liao, "YOLOv4: optimal speed and accuracy of object detection," arXiv:2004.10934, 2020.

16. I. J. Goodfellow, J. Pouget-Abadiey, M. Mirza, B. Xu, D. Warde-Farley, S. Ozairz, A. Courville, and Y. Bengio, "Generative adversarial networks," Proc. the 27th Int. Conf. Neural Information Processing Systems (NIPS), vol. 2, pp. 2672-2680, Dec. 2014.

17. J. Zhu, T. Park, P. Isola, and A. A. Efros, "Unpaired Image-to-Image translation using cycle-consistent adversarial networks," Proc. IEEE Int. Conf. Computer Vision (ICCV), Venice, pp. 2242-2251, 2017.

18. Y. C. Lo, I. F. Chung, S. N. Guo, M. C. Wen, and C. F. Juang, "Cycle-Consistent GAN-based stain translation of renal pathology images with glomerulus detection application," Applied Soft Computing, vol. 98, article 106581, pp. 1-13, Jan. 2021..

19. Y. Choi, M. Choi, M. Kim, J. Ha, S. Kim, and J. Choo, "StarGAN: unified generative adversarial networks for multi-domain image-to-image

translation," Proc. IEEE/CVF Conference on Computer Vision and Pattern Recognition, Salt Lake City, UT, pp. 8789-8797, 2018.

20. L.A. Zadeh, "Fuzzy sets," Information and Control, vol. 8, no. 3, pp. 338-353, 1965.

21. J. M. Mendel, Uncertain Rule-Based Fuzzy Logic System: Introduction and New Directions, Prentice Hall, Upper Saddle River, NJ, 2001.

22. C. T. Lin and C.S. George Lee, Neural Fuzzy Systems: A Neuro-Fuzzy Synergism to Intelligent Systems, Prentice Hall, 1996.

23. M. F. Wu, W. C. Huang, C. F. Juang, K. M. Chang, C. Y. Wen, Y. H. Chen, C. Y. Lin, Y. C. Chen, and C. C. Lin, "A new method for self-estimation of the severity of obstructive sleep apnea using easily available measurements and neural fuzzy evaluation system," IEEE Journal of Biomedical and Health Informatics, vol. 21, no. 6, pp. 1524-1532, Nov. 2017.

5.4 專利檢索

根據 World Intellectual Property Organization（WIPO）在 2020 年四月更新的世界知識產權指標報告[1]，全球創新者在 2018 年專利申請有 330 萬件，商標申請高達 1,430 萬，而工業品外觀設計註冊申請則為 130 萬（圖 5.4-1）。單以專利申請而言，全球申請量從 2004 年到 2018 年就多了一倍，在這麼多的創新作品中，如何知道自己欲申請的專利具備了「新穎性」與「進步性」，而達到比較多的可專利性（patentability）的機會。這時候，專利檢索（patent search）就顯得很重要，可以告訴自己這項技術是否值得繼續發展，或者有哪些更多的靈感刺激來進行修正。

吳明峰

　　每個人在進行問題思考時，多少會遇到死結或撞牆期，藉由專利檢索也可以做為技術的參考、有效性（patent validity）以及迴避設計。此外，當我們進行送審專利之國家的評估時，透過檢索也可以找尋專利家族（patent family）的關係，推估該技術在哪些國家已有布局，或者該技術後續所持續衍生的不同的專利申請情況 [2]。

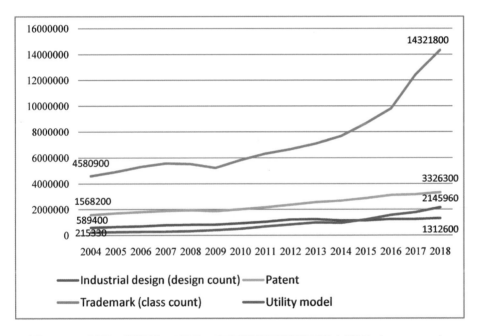

圖 5.4-1　全球工業設計、專利、商標與實用新型專利申請量（2014-2018）

　　免費公開的專利檢索資料庫相當多，筆者較常使用為 TIPO、USPTO 與 EPO（如表 5.4-1）等。就一個初學者而言，「中華民國專利資訊檢索系統」是首選，檢索之專利可以全文下載。其他如美國專利資料庫、歐洲專利資料庫、世界專利資料庫以及中國專利資料庫，也都值得進一步進行查閱，甚至作申請量的統計以及分析產業，或某技術在全球布局的量能。

　　一般檢索方式包含**欄位／關鍵字／布林邏輯**之組合，或者以關鍵字加

切裁（truncation）以及**國際專利分類號**（International Patent Classification, IPC）等等，申請人可以計畫構想時以及送件前，進行前案檢索。其中，邏輯組合係以 AND、OR、NOT 來作為檢索條件之間的串連。而**國際專利分類號**在本書 3.6 章節已作過說明，讀者可以進行閱讀參考。

表 5.4-1　常用免費公開的資料庫

1	中華民國專利資訊檢索系統（Taiwan Patent Search System）https://twpat.tipo.gov.tw（TIPO）	包含臺灣早期公開及核准公告之專利資料。
2	United States Patent and Trademark Office Databases https://www.uspto.gov（USPTO）	美國專利資料庫，1976 年 1 月以後的美國專利獲證文獻提供全文檢索。
3	Espacenetpatent search https://worldwide.espacenet.com/?locale=en_EP（EPO）	歐洲專利局專利資料庫，可查歐洲及全世界其他 63 個國家專利查詢資料。
4	WIPO PATENTSCOPE https://patentscope.wipo.int/search/zh/search.jsf（WIPO）	WIPO 開辦了加值型專利資訊服務，將協助民眾取得全世界申請及核准專利方面之資訊。WIPO 的搜尋工具「PATENTSCOPE」目前可檢索 7、8 百萬件專利檔。

1. 布林邏輯

（1）AND

此概念是 A 與 B 兩者條件必備（交集）的內容，比方 A 是數學 80 分以上與 B 是國文 70 分以上，兩者交集則為：數學 80 分以上而且國文

要 70 分以上；或者 A 爲震盪器，B 爲恆溫，兩者交集爲恆溫振盪器。此邏輯條件檢索較爲嚴格，可以找到筆數較少，但可能會遺漏。

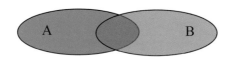

圖 5.4-2 AND。圖中灰色區域爲交集

（2）OR

此概念是 A 與 B 兩者任何條件皆可（聯集）的內容，比方 A 是數學 80 分以上與 B 是國文 70 分以上，兩者聯集則爲：數學 80 分以上或者國文要 70 分以上；或者 A 爲震盪器，B 爲恆溫，兩者聯集爲恆溫儀器或者振盪儀器。此邏輯條件檢索較爲鬆，可以找到較多筆，但可能找到很多不是想要看的，或者多到根本看不完。

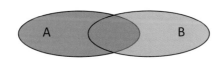

圖 5.4-3 OR。圖中灰色區域以及綠色跟橙色爲聯集

（3）NOT

此概念是 A 不含 B 條件（差集）的內容，比方 A 是數學 80 分以上與 B 是國文 70 分以上，兩者差集則爲：數學 80 分以上但不含國文要 70 分以上；或者 A 爲震盪器，B 爲恆溫，兩者差集爲非恆溫之振盪儀器。此邏輯條件檢索較嚴格，可能會排除錯誤。

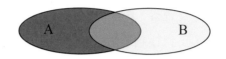

圖 5.4-4　NOT。圖中紅色區為排除 B 條件之集合

2. 切裁

切裁大多使用於英文檢索，針對英文單字字根、時態或單複數很有幫助。利用特殊符號？（無限字母）或 #（單一字母）在英文字串作為限定放寬條件的檢索。若特殊符號至於英文字串左側，則為左切裁；右側與中間則分別為右切裁與中間切裁[3]。

3. 欄位

在本書 3.5 章節，介紹了專利公報，其中之款目，即為可檢索之欄位；同時，根據表 3.5-1 我國專利公報常見之識別代碼順序，將常見之檢索欄位整理如表 5.4-2。

表 5.4-2　TIPO 專利檢索欄位

中文名稱	英文名稱（欄位簡寫）	使用範例
公告編號	Patent number (PN)	(D110)@PN
文件類別	Kind of document (IX)	$IX = CI^{\kappa}$
申請／發明人國別	Applicant(PA)/InventorCountry (IA)	$(TW^{\lambda})@IA$
專利申請案號	Applicant number (AN)	(10908)@IA
專利申請日期	Field/Application Date (AD)	AD = 20210308
專利公告日期	Date of patent (ID)	ID = 202101:202103

中文名稱	英文名稱（欄位簡寫）	使用範例
國際專利分類	International patent classifica-tion (ICL)	(G06F01/00)@ICL
專利名稱	Title of the invention (TI)	（睡眠）@TI
參考文獻	Reference cited (CI)	(TWI120)@CI
專利申請範圍	Claim (CL)	（氣喘）@CL
申請人	Assignee/Name of applicant (AX)	（鴻海）@AX
發明人	Name(s) of inventor(s) (IN)	(Amigo)@IN
專利代理人	Patent agent, Attorney (LX)	（增福氣）@LX

κ：CI 為發明；CM 為新型；CD 為設計；AG 為公告；AA 為公開
λ：TW 為臺灣

4. 中華民國專利資訊檢索系統（TIPO）

中華民國專利資訊檢索系統（TIPO）畫面如圖 5.4-5，首頁為簡易檢索之檢索區與系統選單列，當點擊系統選單之「專利檢索」，即可以看到進階檢索、號碼檢索、布林檢索與表格檢索之連結。其中，布林檢索與表格檢索連結之檢索區，係可以國際專利分類號（IPC，2018.01）進行類別的檢索，初學者因為對分類不熟悉，利用這方式在實務上會比較吃力；倘若已經知道專利公開／公告號，要進行文件技術的細節作閱讀，那可以由號碼檢索進行輸入；然而，簡易檢索、布林檢索與進階檢索，也有專利號的欄位，推薦給讀者優先使用。

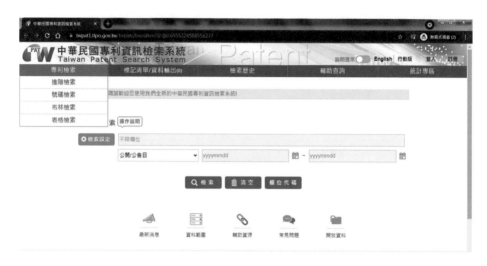

圖 5.4-5　中華民國專利資訊檢索系統（TIPO）主畫面

　　舉例來說，標準的睡眠呼吸中止的檢查，必須要在睡眠中心睡一整晚，並透過很多感測訊號來作為判斷，因床位有限，等候時間會比較久，因此，假設我們將發展「人工智慧快速評估睡眠呼吸中止」之方法，為確認是否有先前技術，採用本章節所述**欄位／關鍵字／布林邏輯組合**，進行檢索：

(1) 以「簡易檢索」，並下了「人工智慧快速評估睡眠呼吸中止」；此關鍵字是檢索全文有無以「人工智慧快速評估睡眠呼吸中止」，結果並無任何資料（圖 5.4-6）。

(2) 以「簡易檢索」，並下了「（人工智慧 or 快速評估）and 睡眠呼吸中止」此關鍵字組合是要檢索全文裡頭「人工智慧睡眠呼吸中止」或「快速評估睡眠呼吸中止」，結果有 8 篇。可以看到全文裡頭，只要同時有這兩個組合關鍵字存在就會顯示（圖 5.4-7）。

(3) 以「進階檢索」，並下了「（（人工智慧 or 快速評估）and 睡眠呼吸中止）@CL」，此關鍵字組合是要檢索在專利保護範圍內出現「人工智

慧睡眠呼吸中止」或「快速評估睡眠呼吸中止」之專利，結果僅剩 3
篇（圖 5.4-8）。

　　TIPO 首頁另有「布林檢索」與「表格檢索」，這是系統將布林邏輯
結合表格欄位，讓使用者較為便利地進行檢索。然而，在「簡易檢索」與
「進階檢索」，也可以透過方才介紹的案例來進行檢索。

　　各種關鍵字組合將會得到不同結果，然而每種技術可能用的專有
名詞會有所差異，比方「睡眠呼吸中止」，也會用「阻塞性睡眠呼吸中
止」或者「睡眠呼吸中止症候群」等；此關鍵字若以英文表示，則包含
「sleep apnea」、「obstructive sleep apnea」、「OSA」、「sleep breathing
disorders」等等，因此，檢索的關鍵字組合條件越多，越精準，得到篇數
越少，雖然方便閱讀但可能會遺漏；條件設件較少，得到篇數越多，涵蓋
面相越廣，但太多內容則不易閱讀。

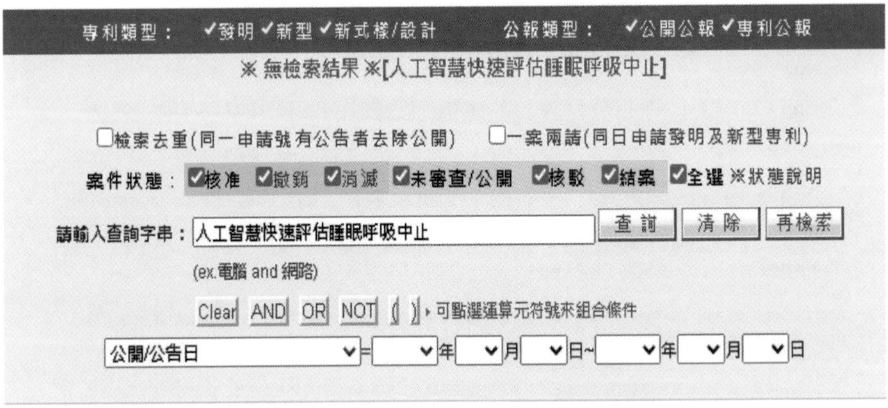

圖 5.4-6　單一關鍵字簡易檢索畫面

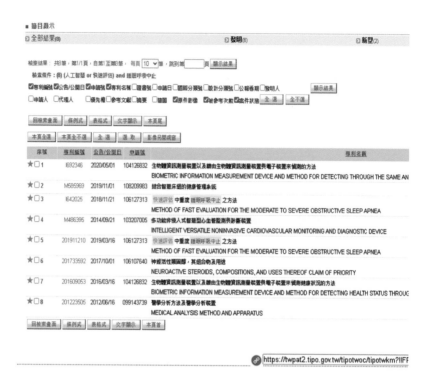

圖 5.4-7　組合關鍵字簡易檢索畫面（上）與文件部分內容（下）

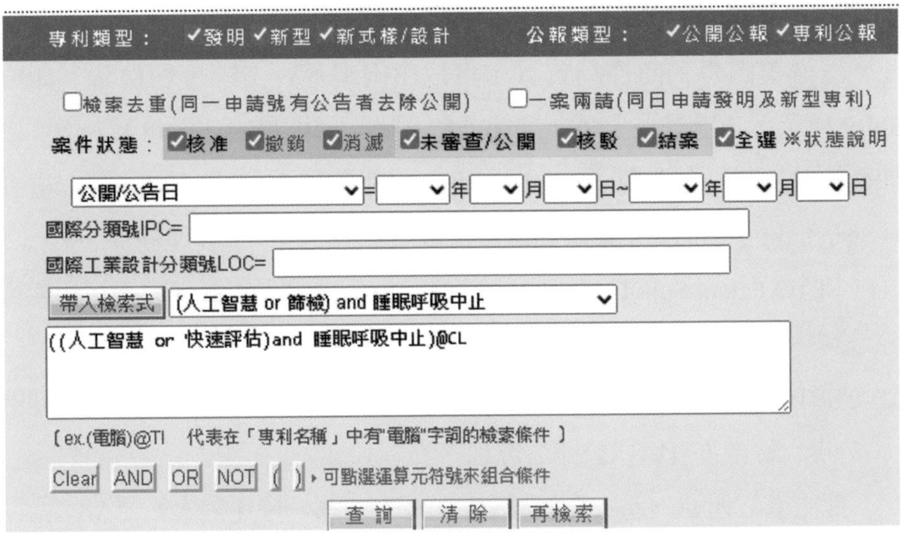

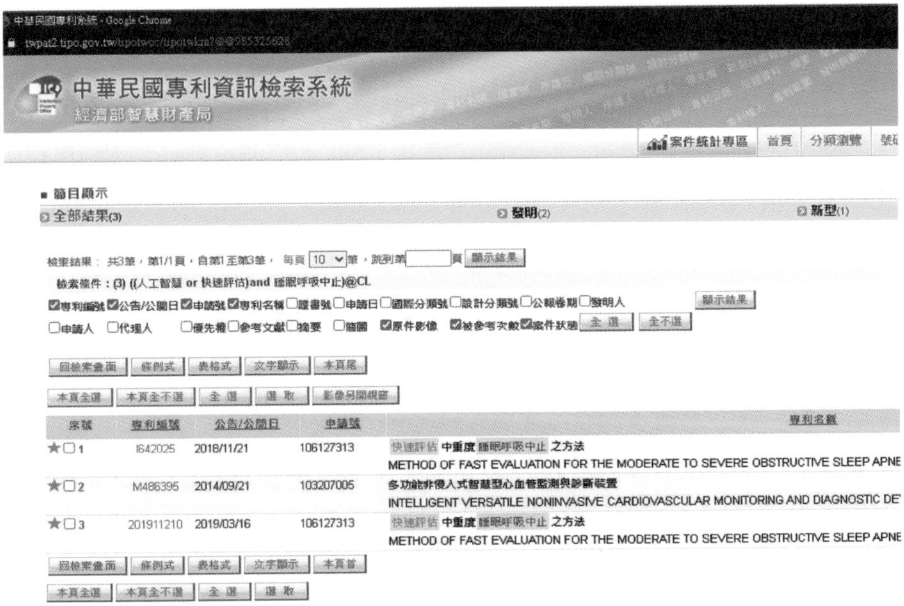

圖 5.4-8　進階檢索指令（上）與結果（下）

5. 美國專利商標資料庫（USPTO）

　　透過美國專利商標局首頁，可以由兩處進行美國專利檢索。如圖 5.4-9 所示，一處是左上角「Patents」，另一處則是由「Find It Fast」之快速連結。若從左上角「Patents」進入，則會在 Application process 看到「Search for patents」；繼續點擊後，畫面會出現兩個主要連結：

(1) USPTO Patent Full-Text and Image Database (PatFT)；此部分得以檢索獲證專利。

(2) USPTO Patent Application Full-Text and Image Database (AppFT)；此部分得以檢索審查中已公開之專利。

　　此兩處之連結一進入後，都有 Quick Search（快速檢索）、Advanced Search（進階檢索）、Patent Number Search（專利號檢索）等三種模式，進行專利檢索，而這三種模式，也可以透過連結作切換（圖 5.4-10）。另外，若由「Find It Fast」下方「Patents」，也可以快速進到這三種模式。

　　在快速檢索模式中，最多可以使用兩個關鍵詞，並利用布林邏輯，在特定欄位的組合進行檢索；在時間區間有 1790 年整個資料庫以及 1976 年至今的選項可以限制範圍使用。在進階檢索模式中，係透過英文雙引號「關鍵詞」的布林組合，搭配欄位縮寫作為使用；而專利號碼檢索，跟 TIPO 一樣，是得知道號碼再進行檢索。

　　紅綠燈在人類的活動扮演非常重要的角色，無論是一早上班乃至於夜晚，都默默守著每天幾億人的交通管控，很難想像少了這產品，道路上大小車與行人，可能到處都疊在一起吧。本處，就以紅綠燈（traffic signal 或 traffic light）來舉例說明。首先連結至 USPTO 之 PatFT，在快速檢索模式中，Term 1 與 Term 2 上分別輸入 traffic light 與 traffic signal，並將兩詞都設定在標題上，則可以檢索到 522 筆（圖 5.4-10）。如果在進階檢索中，以 ttl/"traffic light" 或 ttl/"traffic signal" 在命令列欄位中進行檢索，則

可以分別得到 192 與 330 筆，加總還是一樣多。但如果一次以 ttl/"traffic light" or ttl/"traffic signal"，則結果與簡易檢索一樣都是 522 筆。可見，在檢單的檢索中，簡易檢索就可以發揮到功能。然而，這麼多的專利案要認真看完，也很不容易。此時，應該回過頭再想一下，可以再限制的條件是什麼？

比方說，我們想要進一步知道，這些申請美國紅綠燈相關的專利技術，來自於臺灣申請的有哪些？這時候，在進階檢索地方，則可以 TTL/"traffic signal" OR TTL/"traffic light") AND AACO/"TW" 來查詢。圖 5.4-12 顯示出有 9 筆來自於臺灣的申請。至於爲什要用 AACO 而不是 application country？是因爲在資料庫上，一般會以代號來當指令，且進階檢索頁面下方就有說明，因此，就不額外加以整理（圖 5.4-13）。

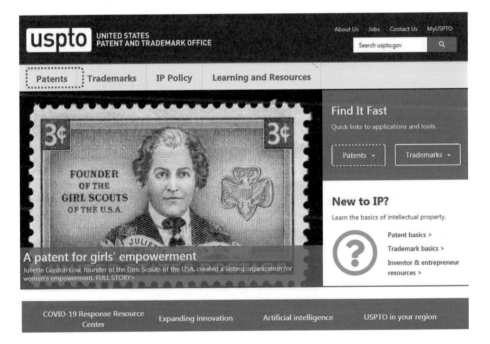

圖 5.4-9　美國專利商標局首頁。兩處虛線框爲專利檢索之連結位置

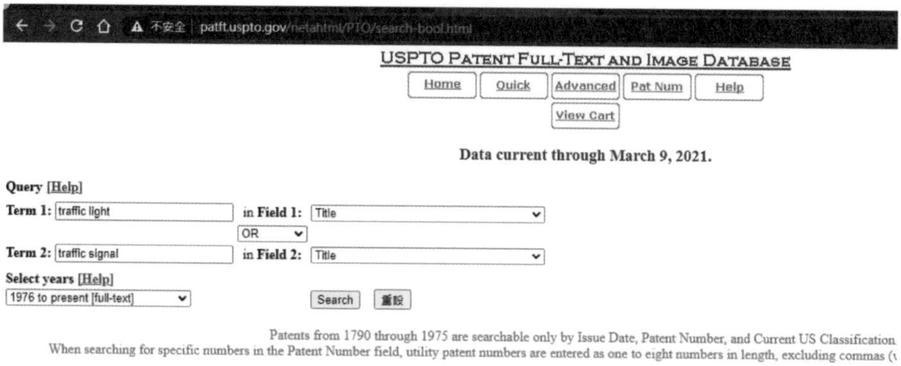

圖 5.4-10　快速檢索畫面

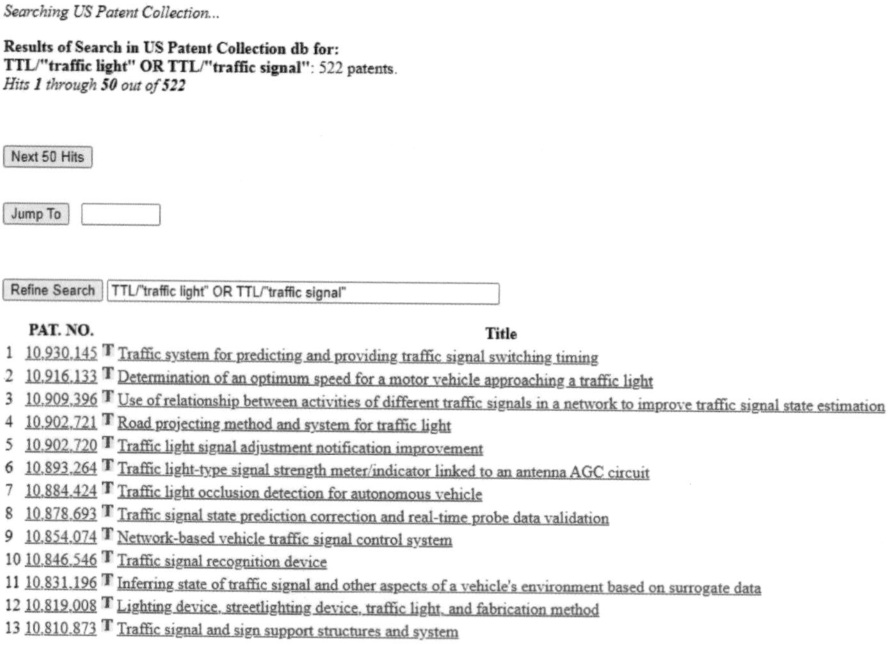

圖 5.4-11　簡易檢索結果（2021.03.13）

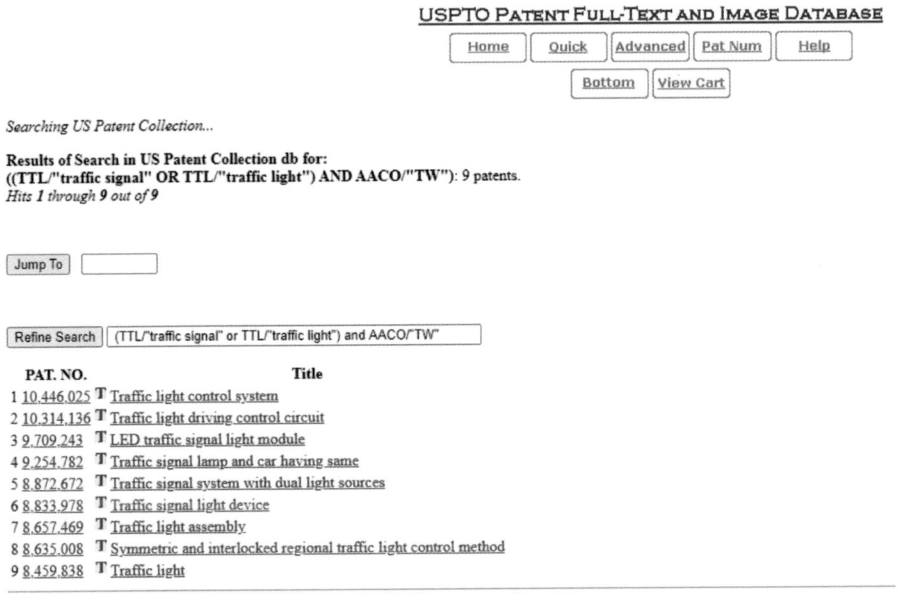

USPTO PATENT FULL-TEXT AND IMAGE DATABASE

| Home | Quick | Advanced | Pat Num | Help |

| Bottom | View Cart |

Searching US Patent Collection...

Results of Search in US Patent Collection db for:
((TTL/"traffic signal" OR TTL/"traffic light") AND AACO/"TW"): 9 patents.
Hits 1 through 9 out of 9

| Jump To |

| Refine Search | (TTL/"traffic signal" or TTL/"traffic light") and AACO/"TW" |

PAT. NO.	Title
1 10,446,025	T Traffic light control system
2 10,314,136	T Traffic light driving control circuit
3 9,709,243	T LED traffic signal light module
4 9,254,782	T Traffic signal lamp and car having same
5 8,872,672	T Traffic signal system with dual light sources
6 8,833,978	T Traffic signal light device
7 8,657,469	T Traffic light assembly
8 8,635,008	T Symmetric and interlocked regional traffic light control method
9 8,459,838	T Traffic light

圖 5.4-12　加上申請國家 AACO 之條件進階檢索結果（2021.03.13）

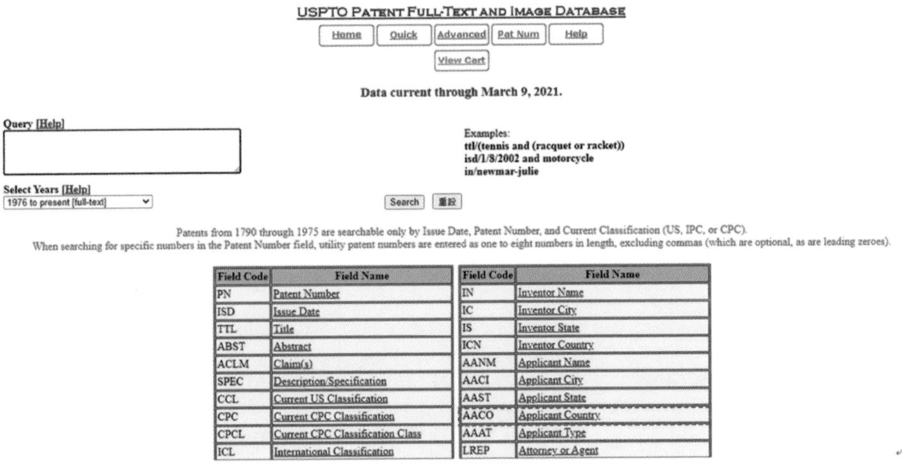

USPTO PATENT FULL-TEXT AND IMAGE DATABASE

| Home | Quick | Advanced | Pat Num | Help |

| View Cart |

Data current through March 9, 2021.

Query [Help]

Examples:
ttl/(tennis and (racquet or racket))
isd/1/8/2002 and motorcycle
in/newmar-julie

Select Years [Help]
| 1976 to present [full-text] ▼ |

| Search | 重設 |

Patents from 1790 through 1975 are searchable only by Issue Date, Patent Number, and Current Classification (US, IPC, or CPC).
When searching for specific numbers in the Patent Number field, utility patent numbers are entered as one to eight numbers in length, excluding commas (which are optional, as are leading zeroes).

Field Code	Field Name	Field Code	Field Name
PN	Patent Number	IN	Inventor Name
ISD	Issue Date	IC	Inventor City
TTL	Title	IS	Inventor State
ABST	Abstract	ICN	Inventor Country
ACLM	Claim(s)	AANM	Applicant Name
SPEC	Description/Specification	AACI	Applicant City
CCL	Current US Classification	AAST	Applicant State
CPC	Current CPC Classification	AACO	Applicant Country
CPCL	Current CPC Classification Class	AAAT	Applicant Type
ICL	International Classification	LREP	Attorney or Agent

圖 5.4-13　美國專利檢索欄位縮寫；虛線框為申請國之縮寫，AACO

接著，一定也想問那爲什麼不用 Taiwan 要用 TW 呢？其實道理都一樣，在資訊系統中，爲了輸入一致性，比較特別的單字或字詞，會用縮寫來當定義。茲將幾個主要國家的縮寫[5]，整理如表 45.4-3。

表 5.4-3　美國專利資料庫國家與代號[5]

代號	國家	代號	國家
AT	Austria	IS	Iceland
AU	Australia	IT	Italy
BE	Belgium	JP	Japan
BR	Brazil	KR	South Korea
BV	Bouvet Island	MX	Mexico
CA	Canada	MY	Malaysia
CH	Switzerland	NO	Norway
CN	Chinn	NZ	New Zealand
CO	Colombia	PH	Philippines
DE	Germany	PL	Poland
EG	Egypt	PT	Portugal
ES	Spain	RU	Russian Federation
FR	France	SE	Sweden
GB	United Kingdom	SG	Singapore
GR	Greece	SZ	Swaziland
HK	Hong Kong	TH	Thailand
ID	Indonesia	TR	Turkey
IE	Ireland	TW	Taiwan
IL	Israel	US	United States of America
IN	India	ZA	South Africa

　　查詢之檢索清單，會按專利號（日期）由最近到較遠排列；當點選清單之專利，即可以網頁版閱讀全文或者從「Images」下載全文。此外，該資料庫也有串連其他資料庫，而提供其他資料庫的原始檔案。

6. 歐洲專利局專利資料庫（EPO）

　　歐洲專利庫共有 Smart search、Advanced search 與 Classification search 三種模式（圖 5.4-14）。其中，Smart search 可以透過關鍵詞進行檢索（左上角虛線框），或者再加上限制條件；Advanced search 則是系統已設定好可檢索的欄位，使用者可以參考查詢框右上角之範例寫。而各項條件之間，是以「AND」的特性來檢索；至於 Classification search，主要是提供知道專利分類的人來快速查詢，但對於初學者來說，會比較不實用。我們以「medical mask」來當檢索的範例練習。

　　首先，以「medical mask」在簡易檢索時，會發現超過 1 萬筆資料，而資料庫僅會顯示前 500 筆，閱讀上面會有很大的困擾（圖 5.4-15）。然而，透過資料庫欄位加以限縮條件，則可以更正確的進行檢索。歐洲資料庫提供欄位代號與使用範例，將常用的欄位整理如表 5.4-4。比較特殊的是，也有特殊指令可以當「AND」的用法，比方「ta」，爲案名與摘要兩者條件同時成立的意思，使用指令則爲 ta =「關鍵字／詞」，以方才「medical mask」，則可以設定爲 ta=「medical mask」，則簡易查詢結果僅爲 568 筆（圖 5.4-16）。這已經是比較符合可以閱讀的份量了。當然，這邊也可以下布林邏輯之組合，比方以 pa = "Taichung Veterans General Hospital" and in = "Wu Ming-Feng" 則可以檢索到筆者的專利。然而，列出的專利並非是指在歐洲申請的專利，而是因爲這資料庫有串連許多其他國家的專利資料庫所致，圖中 [TW] 是爲臺灣的意思。

　　此外，歐洲資料庫很不錯的一個地方就是可以將檢索結果匯出（最多
500 筆），如圖 5.4-16 所示。此匯出之結果，可以進一步作整理，可以觀
查哪種專利在哪個國家分布情形，也可以評估哪一家公司在哪種類別專利
的布局之情形等等[6]。

　　資料庫 Advanced search（進階查詢）模式的檢索方法，提供了五大類
（包含關鍵字、專利相關號碼、申請日期、申請／發明人與專利分類）可
以單獨使用或者共同的條件，比方 Applicant(S) 以及 Inventor 分別如上一
段作輸入，所得到結果與簡易檢索一樣。

　　至於 Classification search（分類檢索），則請讀者先回顧本書 3.6 章
節，係以國際專利分類來進行檢索。舉例來說，以 F16K 31/22 這類別進
行檢索，當打勾後，則會跑到左側；若同時還需要考慮其他類別，則一樣

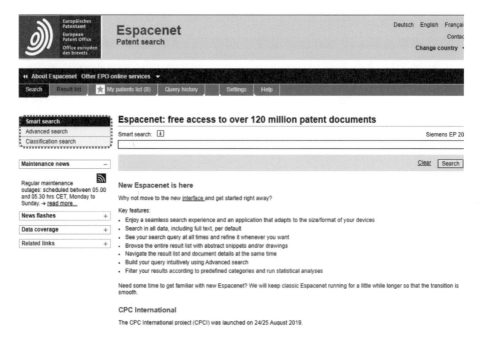

圖 5.4-14　歐洲資料庫首頁畫面

做打勾。此時，選擇的類別則為布林邏輯的 OR（圖 5.4-18），接著再點擊「Find patients」，則可以查詢到選擇的所有專利案。

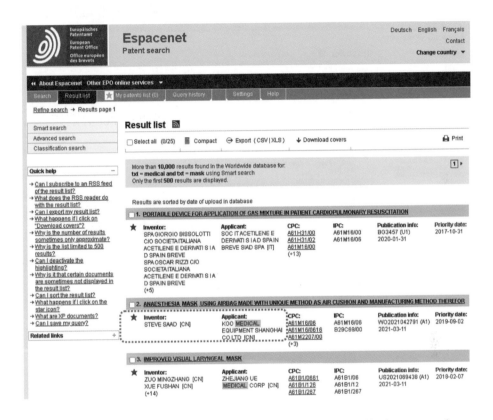

圖 5.4-15 歐洲資料庫，全文簡易檢索結果，超過 10000 筆（2021.03.18）

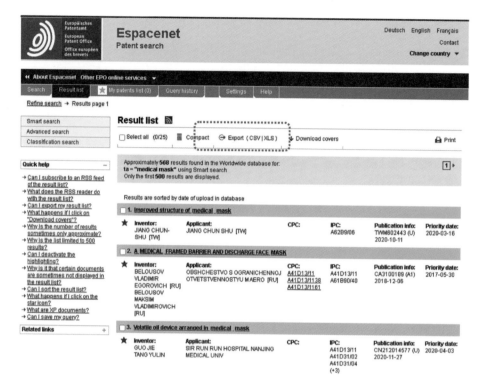

圖5.4-16　歐洲資料庫，加上案名為條件之簡易檢索結果，為568筆（2021.03.18）

Smart search
Advanced search
Classification search

Quick help —

→ How many search terms can I enter per field?
→ How do I enter words from the title or abstract?
→ How do I enter words from the description or claims?
→ Can I use truncation/wildcards?
→ How do I enter publication, application, priority and NPL reference numbers?
→ How do I enter the names of persons and organisations?
→ What is the difference between the IPC and the CPC?
→ What formats can I use for the publication date?
→ How do I enter a date range for a publication date search?
→ Can I save my query?

Related links +

Advanced search

Select the collection you want to search in [i]

Worldwide - collection of published applications from 100+ countries ▼

Enter your search terms - CTRL-ENTER expands the field you are in

Enter keywords

Title: [i]   plastic and bicycle

Title or abstract: [i]   hair

Enter numbers with or without country code

Publication number: [i]   WO2008014520

Application number: [i]   DE201310112935

Priority number: [i]   WO1995US15925

Enter one or more dates or date ranges

Publication date: [i]   2014-12-31 or 20141231

Enter name of one or more persons/organisations

Applicant(s): [i]   Institut Pasteur
Taichung Veterans General Hospital

Inventor(s): [i]   Smith
Wu Ming-Feng

Enter one or more classification symbols

CPC [i]   F03G7/10

IPC [i]   H03M1/12

圖 5.4-17　歐洲資料庫進階查詢畫面

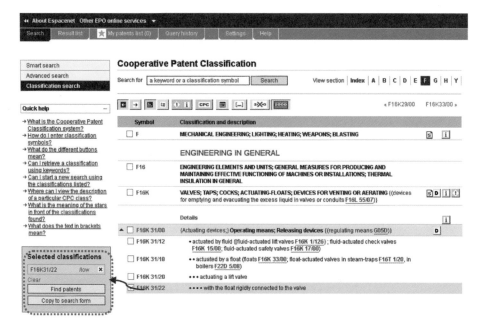

圖 5.4-18　歐洲專利資料庫分類檢索之畫面

重點整理

- 每年全球的專利超過 300 萬件，如何知道自己欲申請的專利具備了「新穎性」與「進步性」，而達到比較多的可專利性（patentability）的機會，這時候，專利檢索（patent search）就顯得很重要。

- 免費公開的專利檢索資料庫相當多，一般常用的包含中華民國專利資料庫、美國專利資料庫與歐洲專利資料庫。

- 一般專利檢索的方式，包含以欄位／關鍵字／布林邏輯之組合，或者以關鍵字加切裁（truncation）以及國際專利分類號（International Patent Classification, IPC）等方式。

表 5.4-4　歐洲專利資料庫欄位代號與使用範例

欄位代號	全名	使用範例說明
pn	publication number	pn=ep1000000
ap	application number	ap=jp19890234567
pd	publication date	pd=20080107 OR pd="07/01/2008" OR pd=07/01/2008
cl	IPC and CPC	cl=C10J3
ti	title	ti="mecial mask"
ct	citation/cited document	ct=ep1000000
ab	abstract	ab="medical mask"
in	inventor	in=Amigo
pa	applicant	pa="Taichang Veterans General Hospital"
ta	title and abstract	ta="laser printer"
num	application, publication and priority number	num=ep1000000

參考文獻

1. World Intellectual Property Indicators: Filings for Patents, Trademarks, Industrial Designs Reach Record Heights in 2018. WIPO, 2020.Available at: https://www.wipo.int/pressroom/en/articles/2019/article_0012.html. Accessed 19 April, 2020.

2. 阮明淑、梁峻齊。專利指標發展研究。圖書館學與資訊科學，2009，第35卷（2）。

3. 專利資訊與專利檢索，初版。文華圖書館管理，2002：159-207。

4. 經濟部智慧財產局，中華民國專利資訊檢索系統。Available at: https://twpat4.tipo.gov.tw/

5. United States Patent and Trademark Office Databases (USPTO). Available at: USPTO https://www.uspto.gov

6. Espacenetpatent search(EPO). Available at: https://worldwide.espacenet.com/?locale=en_EP

第六章 醫療器材上市

　　根據媒體報導[1]，臺灣醫療器材產業產值在 2020 年為 1,230 億元，相較 2019 年同期成長 4.5%。由於 2020 年全球各國均受 COVID-19 疫情的影響，但我們在醫療器材這產業鏈上仍有成長的表現，顯示出我們有非常豐沛的量能。醫療器材從研發到上市，遠比一般民生器具花的時間更久，成本更高。當開發的時候沒留意到應該要做的測試、功效評估等等，以至於遲遲無法通過查驗登記而上市，那就白忙一場了。

——吳明峰

6.1 醫療器材定義與分類

　　《藥事法》第 13 條對於醫療器材之定義：「係用於診斷、治療、減輕、直接預防人類疾病、調節生育，或足以影響人類身體結構及機能，且非以藥理、免疫或代謝方法作用於人體，以達成其主要功能之儀器、器械、用具、物質、軟體、體外試劑及其相關物品」[2]。2020 年一月公告的《醫療器材管理法》，對醫療器材之定義為「儀器、器械、用具、物質、軟體、體外診斷試劑及其相關物品，其設計及使用係以藥理、免疫、代謝或化學以外之方法作用於人體，而達成下列主要功能之一者：(1) 診斷、治療、緩解或直接預防人類疾病。(2) 調節或改善人體結構及機能。(3) 調節生育」[3]。一般我們常聽的口罩、OK 蹦、血壓計到心臟節律器或骨板等等，這些都是醫療器材。

　　然而，上述醫材的定義，也隱含著若因設計、測試、管理或使用不當，對於人體將產生風險。一份報告就列出醫療事故導致的三大訴訟糾紛案例[4]，其中，拜耳的永久避孕環因線圈穿破輸卵管，造成 2.5 萬例的腹痛、月經不順或使用者死亡等不良情事，除產品下架外，面臨 1.7 萬起訴訟；STRYKER 的人工髖關節，因會釋放金屬進入血液或者零件腐蝕，導致患者金屬中毒或患處發炎，影響了 4.2 萬例，除了全數召回外，並賠償了 14 億美元；而嬌生子公司 DePuy 的人工骨關節，因零件鬆脫需重新植入，造成疼痛與骨折等不良事件，而賠償 10 億美元。這幾個事件，提供我們在進行醫材的研發時，更要謹慎，最基本的就是遵守各項驗證的要求。

　　《醫療器材管理辦法》第 2 條，將醫材按照低、中、高風險程度，分成第一到三等級[5]。第一級如醫用口罩、紗布、彈性繃帶、機械式輪椅或矯正鏡片等等；第二級如血糖儀、注射針頭、血壓計、衛生棉套、冠狀動脈生理模擬軟體等等；第三級如冠狀動脈支架、人工水晶體、心律調節

器、輸卵管閉合避孕器等。不同等級醫材之上市要求，自然不同。《醫療器材管理辦法》第 4 條即提到：「醫療器材製造應符合藥物優良製造準則第三編醫療器材優良製造規範」。

　　當醫療器材上市前之查驗登記，依據《醫療器材查驗登記審查準則》第 14 條規定，國產第一級需檢附：(1) 第一等級醫療器材查驗登記申請暨切結書正本。(2) 醫療器材製造業藥商許可執照影本。(3) 製造廠符合藥物優良製造準則第三編醫療器材優良製造規範之證明文件[6]。第 15 條則規定，國產第二與第三等級需檢附：

(1) 醫療器材查驗登記申請書正、副本各一份。

(2) 黏貼或裝釘於標籤黏貼表上之中文仿單目錄、使用說明書、包裝、標籤及產品實際外觀彩色圖片各二份。

(3) 醫療器材製造業藥商許可執照影本。

(4) 切結書。

(5) 國內製造廠符合醫療器材優良製造規範之證明文件。

(6) 臨床前測試及原廠品質管制之檢驗規格與方法、原始檢驗紀錄及檢驗成績書一份。

(7) 產品之結構、材料、規格、性能、用途、圖樣等有關資料一份。但儀器類之產品，得以涵蓋本款資料之操作手冊及維修手冊替代之。

(8) 學術理論依據與有關研究報告及資料。

(9) 臨床試驗報告。

(10) 發生游離輻射線器材之輻射線防護安全資料二份。

　　由上述內容，應該可以理解醫療器材從製造到上市，是有多嚴謹了！也就是說，當我們的創新內容係屬於醫療器材，那勢必會遇到很多考驗，包含臨床前測試與臨床試驗報告所動用的人力與成本。也因此，儘早知道可能面臨的試驗與查驗登記的準備工作，評估團隊的資源或者競爭對手，

進而對研發的潛力做預測，判斷是否爲醫療器材以及醫材的分級分類，是相當重要的一環。

6.2 醫療器材分類查詢

在進入是否爲醫療器材或者分類等級之前，再來了解一下醫療器材另一種分類。《醫療器材管理辦法》第 3 條，依據功能、用途、使用方法及工作原理，將醫療器材分成 17 項（表 6.2-1），這些分類有助於我們「判

表 6.2-1　醫材功能、用途、使用方法及工作原理分類

項次	名稱（範例）	項次	名稱（範例）
一	臨床化學及臨床毒理學（黃體激素試驗系統）	九	一般及整形外科手術（手術用手套）
二	血液學及病理學（潛血試驗）	十	一般醫院及個人使用裝置（沖洗用之生理食鹽水）
三	免疫學及微生物學（痢疾阿米巴血清試劑）	十一	神經科學（生理信號放大器）
四	麻醉學（麻醉呼吸管路）	十二	婦產科學（羊水取樣器）
五	心臟血管醫學（血氧飽和測定儀）	十三	眼科學（人工水晶體）
六	牙科學（根管充填樹脂）	十四	骨科學（關節鏡）
七	耳鼻喉科學（嗅覺測試裝置）	十五	物理醫學科學（多功能物理治療檯）
八	胃腸病科學及泌尿科學（結腸灌沖系統）	十六	放射學科學（骨密度分析儀）
十七、其他經中央衛生主管機關認定者。			

斷醫療器材分級分類」查詢的限縮條件。

　　有了醫療器材分級跟 17 項的用途分類的概念，筆者提供五種查詢的方法：

1. 透過醫療器材分級分類資料庫查詢（https://mdlicense.itri.org.tw/MDDB/）。

2. 透過醫療器材許可證查詢系統（https://info.fda.gov.tw/MLMS/HList.aspx/）。

3. 參考醫用相關軟體判定指引。

4. 查詢已公告不以醫療器材列管產品。

5. 向食藥署申請查詢。

1. 透過醫療器材分級分類資料庫查詢

　　此資料庫有簡易查詢（simple search）與一般查詢（advanced search）兩種方式（圖 6.1-1 綠色方框處）。採用「簡易查詢」時，可以透過關鍵字輸入送出查詢，然後再點選分類（圖 6.1-1 藍色方框處）或風險等級（圖 6.1-1 棕色方框處）。若無關鍵字，直接採用分類或風險等級，則全部列出後面括號內之所有筆數內容，份量會較多。假使知道分類與風險等級，則可以採用「一般查詢」（圖 6.1-2）。同時以關鍵字 AND 風險等級 AND 類別等布林概念，限縮範圍。

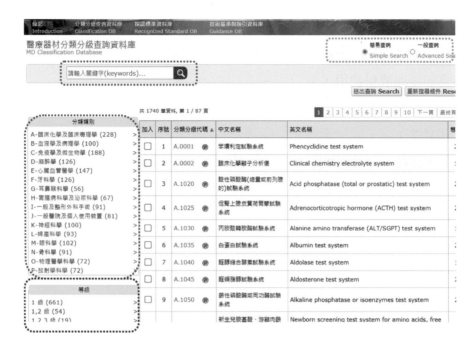

圖 6.1-1　醫療器材分級分類資料庫（簡易查詢）

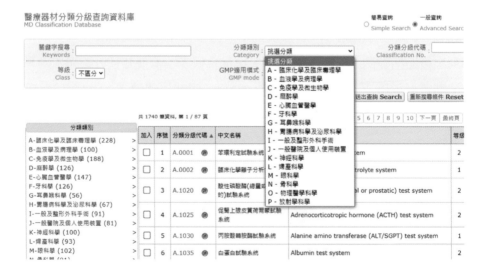

圖 6.1-2　醫療器材分級分類資料庫（簡易查詢）

　　舉例以「抗體」當關鍵字，透過簡易查詢，可以發現共有 92 筆，分散在各個不同風險等級與表 6.1-1 之第一到第三類之醫材（圖 6.1-3）。若已知是血液科使用，但不知風險，則可以進一步點選分類類別；或者從「進階查詢」以「抗體」AND「B- 血液學疾病理學」，得到剩 7 筆資料。這 7 筆內，跟預期發展的相近者若為「庫姆氏自動試驗系統」，則點選連結後，會看到如圖 6.1-4 的內容，包含 GMP（Good manufacturing practices）的適用要求以及許可證的產品資料。

加入	序號	分類分級代碼	中文名稱	英文名稱	等級
☐	1	A.1810	維生素B12試驗系統	Vitamin B12 test system	2
☐	2	A.3100	安非他命試驗系統	Amphetamine test system	2
☐	3	A.3300	洋地黃毒素試驗系統	Digitoxin test system	2
☐	4	A.3320	毛地黃毒素試驗系統	Digoxin test system	2
☐	5	A.3450	慶大黴素試驗系統	Gentamicin test system	2
☐	6	A.3640	嗎啡試驗系統	Morphine test system	2
☐	7	B.1860	免疫病理組織化學試劑與套組	Immunohistochemistry reagents and kits	1,2,3
☐	8	B.4020	分析特定試劑	Analyte specific reagents	1,2,3
☐	9	B.9175	自動血液分類及抗體試驗系統	Automated blood grouping and antibody test system	2
☐	10	B.9300	庫姆氏自動試驗系統	Automated Coombs test systems	2

圖 6.1-3　簡易查詢「抗體」之結果

醫療器材分類分級品項	
項目	內容
分類分級代碼	B.9300
中文品名	庫姆氏自動試驗系統
英文品名	Automated Coombs test systems
等級	2
鑑別	庫姆氏自動試驗系統是用來偵測及鑑定患者血清中的抗體或附於紅血球上的抗體的器材。庫姆氏試驗是用來診斷新生兒的溶血疾病以及自體免疫溶血性貧血。此試驗也用於交叉配對(crossmatching)及調查輸血反應及藥物引起的紅血球致敏作用(sensitization)。
GMP適用模式	適用「藥物優良製造準則」第三編之第二章標準模式。
法源依據	衛署藥字第0980302149號
資料更新日期	2009/10/2
產品名稱舉例資料	Coomb氏自動試驗系統：System, Test, Combs, Automated [KSM]
許可證舉例	T002156: "瑩芳" 凝聚膠聚合試劑 - 衛部醫器製字第004712號 - "IF" Manual Polybrene Reagent [瑩芳有限公司台中廠] T002995: '珈瑪'抗Fyb血型鑑定診斷試劑 - 衛署醫器輸字第015126號 - 'Gamma' Anti-Fyb Blood Grouping Reagent [IMMUCOR, INC.] T006135: '達亞美' 庫姆氏抗IgG鑑定卡片 - 衛署醫器輸字第016533號 - 'DiaMed' ID-Card Coombs Anti-IgG [DIAMED GMBH] MORE 18 筆

圖 6.1-4　點選「庫姆氏自動試驗系統」之結果

2. 透過醫療器材許可證查詢系統

　　透過此一方式，常常是手邊有其他醫材的仿單，透過輸入許可證字號來查詢（圖 6.1-5）。假設僅有大略的功能知道，那可以在中文品名輸入關鍵字，也可以進一步加上醫療器材分類跟排序，來增加檢索的精確度。

　　以「無線腦波」為例，當欲發展此技術，卻苦無其他規格或者測試可以參考，在中文品名輸入「無線腦波」，則可以查到一筆「『日本光電』無線腦波描記系統」。圖 6.1-6 可以看到醫療器材級數、許可證等資料。在畫面上方，可以進一步再點選「仿單 / 外盒資料」。此時可以看到針對這一項醫材的產品敘述、用途、產品規格、產品配件與尺寸大小跟警語資訊。這些對於我們要設計一個無線腦波的產品，將會是個很好的參考依據。若以「呼吸器」進行查詢，結果又會如何呢，建議可以自行作測試。

西藥、醫療器材及化粧品許可證查詢

許可證字號	▾ 字 第 號		
許可證種類	▾	註銷狀態	▾
中文品名		英文品名	
醫療器材主分類	▾		
醫療器材次分類	▾		
限制項目	▾		
劑型(粗)	▾	劑型(細)	▾
申請商名稱		適應症(藥品)	
製造廠名稱		效能(醫療器材)	
國別	▾	用途(化粧品)	
藥品類別	▾	單/複方別	▾
藥理治療分類(ATC碼)		藥理治療分類(AHFS/DI碼)	
成分		成分	
成分			

圖 6.1-5　醫療器材許可證查詢系統主畫面

西藥、醫療器材、化粧品許可證查詢

詳細處方成分｜藥物外觀｜仿單/外盒資料｜授權使用｜健保藥價查詢｜離開

許可證詳細內容

＊＊＊衛部醫器輸字第031298號 ＊＊＊

註銷狀態		註銷日期	
註銷理由		製造許可登錄編號	QSD8987
有效日期	112/07/17	發證日期	107/07/17
許可證種類	醫　器		
舊證字號		醫療器材級數	第二等級
通關簽審文件編號	DHA05603129801		
中文品名	"日本光電"無線腦波描記系統		
英文品名	"NIHON KOHDEN" Wireless Input Unit		
效能	詳如中文仿單核定本		
醫器規格	詳如中文仿單核定本		
劑型		包裝	
標籤、仿單及包裝加註			
醫器主類別一	K神經學科用裝置	醫器次類別一	K1400腦波描記器
醫器主類別二		醫器次類別二	
醫器主類別三		醫器次類別三	

圖 6.1-6　查詢範例之詳細內容

3. 參考醫用相關軟體判定指引

　　由於資訊科技的進步，相關醫用軟體也隨著蓬勃發展，因此，衛生福利部食品藥物管理署於 2020 年公告「醫用軟體分類分級參考指引」[7] 來評估醫用之軟體，是否為醫療器材。此外，也公告了「人工智慧／機器學習技術之醫療器材軟體查驗登記技術指引」[8] 以作為查驗登記的參考。

（1）醫用軟體分類分級參考指引

　　在這指引，以下列六點原則來評估產品是否為醫療器材：

- 是否符合藥事法第 13 條醫療器材定義 [9]。
- 是否符合醫療器材管理辦法附件一所列品項 [10]。
- 是否宣稱具診斷、治療功能或協助診斷、治療。
- 對疾病治療的重要性。
- 對疾病診斷的貢獻度、參考價值。
- 對人類生命健康可能產生的危害程度。

形式／類別	醫材	說明
醫療器材的附件（含行動應用程式（mobile application, App）與儲存軟體的記錄媒體。	是	若為操控醫材之軟體，則與該儀器分類同等級。
醫院行政管理軟體（如資訊或實驗管理系統）。	否	提供醫事人員參考。
用藥紀錄、計算用藥劑量軟體。	否	為記錄病患服藥歷程，提供給醫療照護人員參考。
健康促進軟體（如睡眠管理、體重管理或健康管理等）。	否	作為一般民眾日常生活的個人健康管理。
健康促進軟體（如血壓計、血糖計等）。	是	以處理醫療器材產生資料或訊號傳輸。

形式／類別	醫材	說明
醫學影像處理軟體（如 X 光、CT、MRI 產生影像之軟體）。	是	為了診斷用途，僅單純傳輸、儲存醫學影像或將其顯示在一般通用電腦上為第一級。
醫學影像處理軟體（如醫學影像數位器）。	是	影像診斷儀器產生之影像做加工、處理、編輯、分析為第二級。
電腦輔助偵測／診斷／篩檢軟體（電腦輔助診斷軟體（Computer-Aided Diagnosis）。	是	加工、處理，進一步產生診斷、治療用的指標、影像、圖形等為第二級。
手術治療計畫軟體（如植牙計畫軟體）。	是	提示治療選擇方法及進行評估診斷，以產生治療計畫、預測治療結果。
病患生理參數監控軟體。	是	連結多項生理量測儀器，如病患監視器，用來監控多數病患之生命徵象為第二級。
遠距醫療、照護軟體。	是	倘若軟體功能可用於解釋病患資料，或可分析由醫療器材產生的資料，協助病患診斷或治療，屬於第二等級醫療器材。
遠距醫療、照護軟體。	否	若該類軟體其功能僅單純用於傳遞數據，則不以醫療器材列管。
多項臨床生化指標分析軟體（如產前篩檢分析軟體）。	是	以結合體外診斷醫療器材和其他檢查儀器測得結果，計算並解釋一系列檢查結果為第二級。

（2）人工智慧／機器學習技術之醫療器材軟體查驗登記技術指引

　　人工智慧技術在近幾年快速發展，除了工業以外，在醫療器材相關軟體也因為可以達到最佳化而受矚目。但因為人工智慧的資料庫引用、輸入變數的萃取模式或訓練方法不同，得到的功效也不盡相同。因此，該指引所稱「人工智慧／機器學習技術之醫療器材軟體（Artificial Intelligent/ Machine Learning-Based Software as a Medical Device, AI/ML-Based SaMD）」，係使用臨床資料（含量測數據、資料庫或影像等）為來源，透過人為設計軟體之學習模式或訓練方法，來使程式模擬人類推論或自主學習，進而調適其效能之醫療器材軟體。但該指引目的是說明人工智慧／機器學習技術之醫療器材軟體之查驗登記所需之文件的建議，不作為分類等級之用。若欲判定等級，請參考上一節「**醫用相關軟體判定指引**」。

　　人工智慧／機器學習技術之醫療器材軟體查驗登記申請文件應包含：

- 軟體功能性說明及敘述、軟體架構、軟體採用演進式（adaptive）或閉鎖式（locked）演算法設計等內容。
- 演算法架構說明及對應理論依據。
- 環境限制條件（包含軟體使用環境、搭配使用器材、軟硬體規格、擷取參數設定）及人員限制（例如產品使用前之訓練考核要求）。
- 若可連接網路、具有無線傳輸（wireless）功能或為醫療用行動應用程式（mobile applications, APP），則需參考食藥署「適用於製造廠之醫療器材網路安全指引」提供醫療器材網路安全相關文件。

　　此外，該指引對於製造廠商在撰寫臨床性能驗證研究草案（study protocol）時，建議考慮下列重點：

1. 產品宣稱及預期用途（intended use）。
2. 研究對象（study objectives）。
3. 病患族群（patient population, e.g., age, ethnicity, race）。

4. 參與驗證之醫事人員數量及資格（number of clinicians and their qualification）。

5. 臨床資料取得方式（description of the methodology used in gathering clinical information）。

6. 統計分析方式（description of the statistical methods used to analyze the data）。

7. 研究結果（study result）。

4. 查詢已公告不以醫療器材列管產品

　　衛生福利部食品藥物管理署在 2006 年與 2017 年分別有公告，不以醫療器材列管之產品，其品名、仿單或廣告，不得宣稱或刊載任何醫療效能[11]。換言之，當我們欲進行此類產品之研發與上市，即不用進行查詢等級之分類或進行相關的臨床試驗。這些品項，整理如表 6.1-2 所示。

表 6.1-2　不以醫療器材列管產品[11]

2017年公告	2016年公告	
實驗室通用耗材 （微量吸管、分注器、玻片等）	月經用衛生棉／墊	太空被
實驗室通用組織處理器材 （包埋、切片、染色或封片機）	牙線／棒	尿布推床
封口機	牙科技工室用蠟	紙尿褲
玻片打印機	牙科技工用磨型石膏	奶嘴
逆滲透或純水製造機	藥劑自動分包機	電動吸乳器
冷凍櫃或低溫冷藏櫃	自動包藥機	腳踏防塵墊
冷／熱敷袋	包藥紙	護理工作車

2017年公告	2016年公告	
不具療效之舒緩貼布	成人體重計	病歷車
口腔護理用品（牙膏、牙刷、漱口水等）	電子身高體重計	置物櫃
盲人輔助前方障礙物之白手杖	急救人體模型教具	床邊櫃
樓梯升降椅／座椅電梯	醫院人體模型教具	床上桌病房
購物車	尿壺	病患識別帶
不含儀器設備急救車	便盆	刺青紋眉用針
環境輻射偵測器	拔罐器	醫師椅
動物之診斷治療器材	刮痧板	防水耳塞
	床單	指甲剪
	枕套	視力表

5. 向食藥署申請查詢

　　是否屬於醫療器材或者其屬性分類，也可以透過函詢或線上諮詢（https://6008.cde.org.tw/）。若以函詢方式，並得檢附下列文件與繳交申請費用：

(1) 醫療器材屬性管理查詢單。

(2) 原廠產品說明書（或目錄）及其詳細中文翻譯稿（包括使用方法、功能及工作原理）。

(3) 美國或歐盟對該產品之分類分級參考資料。

(4) 其他經中央衛生主管機關指定之資料。

6.3 其他醫材有關測試或認證之相關規定

　　有些醫材因發展以及應用的實際面，有其他更細部的考量，因此，在製作過程或者準備查驗登記之前，建議應將這些規定納入整個研發過程。

1. TFDA 體外診斷醫療器材查驗登記須知

　　體外診斷醫療器材（In Vitro Diagnostic Device, IVD）係指蒐集、準備及檢查，取自於人體之檢體，作為診斷疾病或其他狀況（含健康狀態之決定）而使用之診斷試劑、儀器或系統等醫療器材。此須知說明第二等級與第三等級 IVD 查驗登記之要求 [12]。

（1）第二等級 IVD

　　除使用說明書等文件外，必須要能提供臨床前測試之檢驗規格與方法，以及記錄跟結果。這些項目包含：靈敏度（sensitivity）、特異性（specificity）、干擾性研究（interference study）、準確性（accuracy）、精密度 / 再現性（precision/reproducibility）、閾值確認（cut-off value）、安定性（stability）、追溯性（traceability），其他為了證明符合相關安全性與功效性要求所需之化學、物理、電力、機械、生物性、電性安全、電磁相容性、軟體驗證、無菌或微生物限量等內容的說明資料。

（2）第三等級 IVD

　　除上述第二等級之資料以外，還需要成品之規格與技術性資料、製程管制或批次製造紀錄、分析方法確效、臨床評估報告；此外，若產品適用的話，還需要主成分（main active ingredient）與半製（成）品之規格與分析方法、成品製造及純化過程以及安定性資料。

2. 血氧飽合測定儀臨床前測試基準

　　血氧飽和測定儀（oximeter）是以一定波長經血液傳播輻射，並以

其反射或擴散的輻射來測量血中氧氣飽合度的器材 [13]。查驗登記之安全與功能性項目，包含 (1) 電性安全試驗（electrical safety test），主要是評估單一防護危害的設備失效，或發生單一的外在反常情形時，產品不得對病人或其餘人員、動物、周圍環境等產生潛在危害；(2) 電磁相容性試驗（electromagnetic compatibility test），意即產品不得放射出可能影響無線電設備或其他儀器基本性能的電磁干擾；(3) 生物相容性試驗（biocompatibility test），是指感測端對皮膚之接觸，需要細胞毒性（cytotoxicity）、過敏試驗（sensitization）以及刺激（irritation）或皮內刺激試驗（intracutaneous reactivity）；(4) 功能性試驗（performance test），這包含了 (a) 光輻射（light radiation）、(b) 導電性測試（dielectric strength）、(c) 機械強度測試（mechanical strength）、(d) 溫升測試（excessive temperature）、(e) 防火測試（fire prevention）、(f) 電源中斷測試（interruption of the power supply）、(g) 準確度測試（SpO_2 accuracy）以及 (h) 安全暨警報測試（safety & alarm reliability testing）。倘若設備由軟體控制，則需進行 (5) 軟體確效試驗（software Validation test）。

3. 心電圖描記器臨床前測試基準

　　心電圖描記器是一種用於處置，經由二個或多個心電圖機電極傳遞之電訊，並發出來自心臟之電訊之可見圖形的器材 [13]。其安全與功能性資料在電性安全試驗、電磁相容性試驗與軟體確效試驗，如「血氧飽合測定儀臨床前測試基準」，但其功能性測試，則包含了：

- 輸入訊號範圍（input dynamic range）。
- 增益設定及準確度（gain settings and accuracy）、增益穩定性（Gain stability）。
- 時間軸選擇（time base selection）、時間軸準確度（time base accuracy）。

- 輸出顯示（output display）—包含頻寬（channel width）、描記圖寬度及可見度（trace width and visibility）、直角座標／記錄點校準（rectangular coordinates/alignment of writing points）、時間及振幅記錄尺（time and amplitude rulings）、時間及事件標示（time and event markers）。
- 系統量測誤差（overall system error）。
- 頻率響應（frequency Response）。
- 脈衝響應（impulse Response）。
- 導程加權因子（lead weighting factors）。
- 遲滯現象（hysteresis）。
- 標準電壓（standardizing voltage）或內部校正電壓誤差（determination of relative errors of the internal calibrator）。
- 輸入阻抗（input Impedance）。
- 共模拒斥（common mode rejection）或共模拒斥比（common mode rejection ratio）。
- 系統雜訊（system noise）——包含電纜、電路及輸出顯示雜訊（cable, circuit, and output display noise）、頻道間干擾（channel crosstalk）。
- 基線控制及穩定性（baseline control and stability）。

　　這麼多的內容以及測試的專有名詞，並不是很容易了解其內涵，但或許看到一些數字與說明的呈現，就比較容易知道。因此，筆者會建議參考已通過醫材認證許可設備之仿單，參考其內容說明。

4. TFDA 家用體外診斷醫療器材查驗登記須知

　　除了在醫療院所由專業醫事人員操作的醫材以外，也有不少是提供給未獲專業訓練過的人員操作，其中，最為耳熟能詳的就是血壓計，係為家用體外診斷醫療器材最佳代表例子。然而，這類器材很可能因為操作不當

而造成誤判，甚至產生危害。因此，該指引之目的係為加強家用體外診斷醫療器材之管理，確保家用體外診斷醫療器材之安全性及功效性而制定，同時，也作為家用體外診斷醫療器材產品查驗登記之補充說明 [14]。

這指引當中，至少有三個面像必須要留意，包含：

（1）上市前評估的考量

這包含了臨床前評估（如分析靈敏度、特異性、準確度及再現性）以及使用者實地評估（由未經專業訓練之人員在無任何協助的情況下，僅依據器材標示上的說明來操作器材，藉此決定器材的性能表現）。

（2）醫療器材安全之要求

應依實際需要評估器材是否符合醫療器材安全之要求，如：電性安全、電磁相容性、電擊防護、機械危害防護、撞擊震動防護、溫度、熱、防潮、防火、防爆等。

（3）標示

居家醫材，使用操作與標示非常重要；因此該指引也特別說明，標示必須簡單（simple）、簡明（concise）、易懂（easy to understand）、大量使用說明及圖解的方式作說明。有些若要作更清楚之說明，可以在注意事項之記載，使用紅色或加印紅框或粗黑異體字，試劑的容器儘可能以顏色的方式編碼，以達到明確的效果。

由於科技日新月異，各種醫療器材的性能與功效不斷提升，為了降低可能產生的相對風險，器材等級分類以及查驗登記的要求也會與時俱進。本章節提供了這方面基本的認識，將來讀者在發展新的想法時，應養成檢索法規的建議，包含到「衛生福利部食品藥物管理署」網站查詢最新資訊 [15]，甚至如本書 6.2 章節，備妥文件函詢或線上諮詢。

參考文獻

1. 嚴雅芳，工研院：2021醫材產值上看1,300億元 附加價值率近40%。
經濟日報，2020.11.04.Available at: https://money.udn.com/money/
story/5612/4987459. Accessed 18 December, 2020.

2. 藥事法。2018。

3. 醫療器材管理法。2020。

4. 破10億美元的天價賠償金！醫療器械事故的三大訴訟糾紛。2019。
Available at: http://www.genetinfo.com/trend/item/27969.html. Accessed 18
December, 2020.

5. 醫療器材管理辦法。2019。

6. 醫療器材查驗登記審查準則。2017。

7. 醫用軟體分類分級參考指引。2020。

8. 人工智慧／機器學習技術之醫療器材軟體查驗登記技術指引。2020。

9. 藥事法，第13條。2018。

10. 醫療器材管理辦法，附件一 醫療器材之分類分級品項。2019。

11. 衛生福利部食品藥物管理署。不以醫療器材列管產品列表。2017。

12. 衛生福利部食品藥物管理署。體外診斷醫療器材查驗登記須知。
2017。

13. 衛生福利部食品藥物管理署。血氧飽合測定儀臨床前測試基準。
2019。

14. 衛生福利部食品藥物管理署。家用體外診斷醫療器材查驗登記須知。
2011。

15. 衛生福利部食品藥物管理署。Availableat:https://www.fda.gov.tw/TC/site.
aspx?sid=39

第七章 雛型品展示與相關競賽

　　以專利來説，因其具有「排除他人未經其同意而使用該方法及使用、為販賣之要約、販賣或為上述目的而進口該方法直接製成物品之權」[1]，大部分具有生產線或通路公司，即可以使用該創新技術做產業的利用。然而，對於許多大專院校師生、社會大眾以及普通上班族，並沒有能力進行生產或製造與販賣；也因此，透過雛型品展示以及相關的競賽，就有機會增加能見度，讓產業界或者其他學研投注合作的空間。本章節將分別就涵蓋所有產業類別的發明展、國家創作發明獎，以及以生醫產業為主的國家新創獎、醫療科技與輔具展，跟其他媒合會等作為説明。

——吳明峰

7.1 發明展

　　第一次參與發明展，印象中是「2006 年臺北國際發明暨技術交易展發明展」，因有位提攜前輩的鼓勵，藉由他的攤位作海報展出我的第二件專利（圖 7.1-1）[1]。因當時對專利與產業認識實在不是很熟，心裡想說若有人買了這技術，我就可以蓋大樓了吧！由於參展期間當時我值大夜班，無法親自參與出席，後來據他的轉述，好像沒什麼人詢問，這結果讓我幼小心靈受創了 180 度，並回歸到踏實境界：「專利，完全不是我想的那回事」。

　　但為什麼在那段期間，甚至國外的發明展，報紙與新聞為什麼會作那麼大的篇幅報導呢？隔年，我便以觀眾心態到會場去看，然後自己證實「專利，完全不是我想的那回事」也並非完全正確。最主要原因，首先是因為參與發明展是需要作準備的，除了海報以外、可以展示的雛型品甚至還有夠周全的小影片，這些可以在短時間內向參訪人士以及審查委員說明，然而我僅請海報出席，現在想起來乏人問津是可以預期的。其次，參與的發明展的動機也並非是為了技轉，有的是為了宣傳研發量能，有的是想借機會蒐集意見，作為下一代的改良作準備。

　　但發明展最令人印象深刻，是現場有上千件各式各樣的創新技術作品，在不同領域、不同展區都會有腦袋被轟炸的感覺，這些眼界大開的作品，若有做些記錄，將來也可以成為自己創新的養分。甚至有些主題的解決手段還沒想出來，而展場已有人發表，顯然已經失去進步性與新穎性，則可以宣告放棄，把精神與資源放到其他作品上。

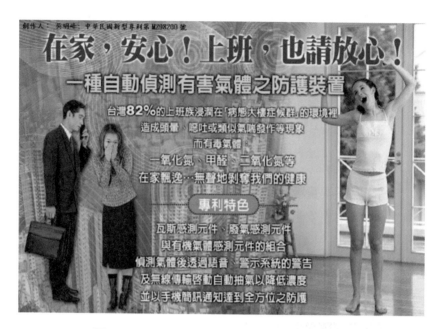

圖 7.1-1　一種自動偵測有害氣體之防護裝置 [1]

　　2018 年，「臺北國際發明暨技術交易展」變更為「臺灣創新技術博覽會（Taiwan Innotech Expo）」[2]，幾年來大多為每年的 9 月底到 10 月中舉辦。以 2021 年為例，展區規劃有：

- 發明競賽區：

　　國內發明區（國內企業、個人與研發機構專利作品）、學校發明區（各級學校師生研發專利作品）、國外發明區（各國企業、學研與個人之研發作品）與傑出發明館（著名國際發明展得獎作品）。

- 三大主題館：未來科技館、創新發明館與永續發明館。
- 公共服務區：專利商品區以及周邊服務跟舞臺區。

　　競賽類別之評審標準，包含創新價值（30%）、功能與實用性（30%）、商品化程度與市場（35%）、性別友善性（5%）。各類組表現優良作品，將頒給金、銀、銅牌獎；而各類組第 1 名，則給予鉑金獎。

　　在國際的部分，也有非常多類似場合，但跟國內一樣，也需要報名費。因此，一些比較大或者比較有規模的發明展，比較值得關注。此外，依發明創作獎助辦法第十七條第五項規定，訂定發明、新型或設計之創作在我國取得專利權之日（即專利證書所載專利權期間之始日）起四年內，參加「著名國際發明展」獲得金牌、銀牌或銅牌獎之獎項者，得獎之發明人、新型創作人或設計人得填寫申請表檢附相關證明文件，向經濟部智慧財產局申請**來回機票費用**、**該參展作品之運費**及**攤位費**之補助[3]。各地區申請補助款上限如下：

1. 亞洲地區：新臺幣二萬元。

2. 美洲地區：新臺幣三萬元。

3. 歐洲地區：新臺幣四萬元。

　　至於「著名國際發明展」經濟部智慧財產局於年初會進行公告，以2021 年為例，著名國際發明展包含：

1. 曼谷國際發明展（Bangkok International Intellectual Property, Invention, Innovation and Technology Exposition）。

2. 馬來西亞 MTE 國際發明展（Malaysia Technoligh Expo on Inventions and Innovations）。

3. 俄羅斯莫斯科阿基米德國際發明展（Moscow International Salon of Innovation Technologies "Archimeds"）。

4. 瑞士日內瓦國際發明展（International Exhibition of Inventions Geneva）。

5. 法國巴黎國際發明展（Concours Lepine International Paris）。

6. 馬來西亞 ITEX 國際發明展（Malaysia International Invention and Innovation Exhibition）。

7. 羅馬尼亞 EUROINVENT 歐洲盃國際發明展（European Exhibitions of Creativity and Innovation）。

8. 烏克蘭國際發明展（International Salon of Inventions and New Technologies）。

9. 波蘭國際發明展（International Warsaw Invention Show）。

10. 德國紐倫堡國際發明展（International Trade Fair "Ideas-Inventions-New Products"）。

11. 克羅埃西亞 INOVA 國際發明展（International Invention Show）。

12. 韓國首爾國際發明展（Seoul International Invention Fair）。

7.2 國家創作發明獎

　　每二年得辦理評選一次的「國家發明創作獎」，是「發明創作獎助辦法」為鼓勵從事研究發明、新型或設計之創作者而設[4]。該辦法的第七條說明了參賽者資格：「參選<u>發明獎</u>者，以其發明在辦理評選年度之前六年度內，取得我國之發明專利權，且在報名截止日前仍為有效者為限。參選<u>創作獎</u>者，以其新型或設計之創作在辦理評選年度之前六年度內，取得我國之新型專利權或設計專利權，且於報名截止仍為有效者為限。」而且第六條也規定「參選發明獎或創作獎之獎助，以專利證書中所載之發明人、新型創作人或設計人為受領人」。

　　再依據「國家發明創作獎甄選要點」[5]，針對發明獎與創作獎，分別有不同的評選標準：

1. 發明獎

- 技術研發 40%

　　就技術創新的程度，與現有技術之差異性、獨特性、關鍵性、技術可實施性等進行評比。

• 專利價值 40%

　　就生產成本或實施成本、專利功效、專利在產品上應用之廣度、產業貢獻度、專利布局策略等進行評比。

• 商品化程度與市場性 20%

　　就已技轉、授權、產學合作、商品化價值或具商品化潛力等進行評比。

2. 創作獎

（1）新型專利

• 技術研發 35%

　　就技術或產品創新的程度，與現有技術或產品之差異性、獨特性、關鍵性、技術可實施性等進行評比。

• 專利價值 30%

　　就生產成本或實施成本、專利功效、專利在產品上應用之廣度、專利布局策略等進行評比。

• 新型專利技術報告 5%

　　就新型專利技術報告請求項比對結果進行評比。

• 商品化程度與市場性 30%

　　就已技轉、授權、產學合作、商品化價值或具商品化潛力等進行評比。

（2）設計專利

• 視覺及設計 40%

　　就技藝創新程度、產品的視覺效果、設計創意等進行評比。

・專利價值 30%

　　就生產成本或實施成本，專利在產品上應用之廣度、專利布局策略等進行評比。

・商品化程度與市場性 30%

　　就已技轉、授權、產學合作、商品化價值或具商品化潛力等進行評比。

　　各得獎人應配合參加經濟部所舉辦「臺灣創新技術博覽會」，而參展攤位租金由智慧財產局支應。

7.3 國家新創獎

　　國家新創獎是國內生醫與大健康領域研發成果競逐的最高指標獎項[6]，對國內外標竿企業而言，是不斷改變、挑戰與突破的重要印記；對傑出學研機構而言，是連結產業、商化與創業的重要前哨；對頂尖臨床團隊而言，是彰顯創新醫療與臨床服務的深耕成果；對潛力初創企業而言，則是散發能量、吸引目光與連結資本的重要舞臺。

　　新創獎分為企業與學研兩大類；其中，企業部分包含有企業新創、國際新創以及初創企業。而學研則包含學研新創、臨床新創以及新創育成獎。在個別幾項底下，另有不同組別作為評比。以 2010 年第 17 屆國家新創獎之「臨床創新」來作舉例，就分為新創醫療技術、生醫產品研發以及創新醫護服務；「學研新創」則包含了智慧醫療與健康科技、生技製藥與精準醫療、創新醫材與診斷技術、農業與食品科技、環境科技與能源應用、特化材料與應用生技以及創新防疫科技。不同獎項組別，所看的構面分數與權重不盡相同，比方臨床新創獎在商化、智財保護、臨床價值與技術優勢分別為 15%、15%、35% 與 35%；而學研新創在市場機會、智財保

護、商化應用與技術優勢則分別為 20%、20%、30% 與 30%（圖 7.3-1）。

　　由於資源整合性高，當有獲獎，即可能會有平面媒體或者廠商作進一步的洽談。當研發團隊其獲獎項目有持續精進且研發具體者，即可以申請新創精進獎。此外，獲獎之產品技術，也可以獲邀當年度臺灣醫療科技展「INNOZONE」的展示。

　　相較於發明展適用於所有產業，「國家新創獎」這舞臺對於生醫產業，是一個特別且亮眼的試煉廠，因為要得到由醫療專業人士、專利法規、業界組成的審查團青睞，是有一定的難度。較為痛苦的是，從四月分

■臨床新創獎

· 評審指標

· **商化應用：**
商轉策略、商化收益模式
與可行性評估

· **智財保護：**
智財保護策略、研發成果
與知識管理機制

· **技術優勢：**
關鍵特色與創新性、技術成
熟度、技術科學驗證數據

· **臨床價值：**
應用價值與效益、競爭性/
取代性/潛在競爭項目評估

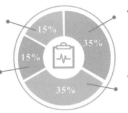

15% 35% 15% 35%

■學研新創獎

· 評審指標

· **市場機會：**
應用價值與效益、市場
競爭性/潛在競爭商品評
估、市場收益評估與模式

· **智財保護：**
智財保護策略、研發成果
與知識管理機制

· **技術優勢：**
關鍵特色與創新性、技術成
熟度、技術科學驗證數據

· **商化應用：**
商化應用之標的與潛力、法
規與查驗登記、產製可行性
評估

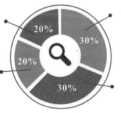

20% 30% 20% 30%

圖 7.3-1　不同獎項類別之評分構面與權重

報名到八月前後，可能會有審查的意見要補充說明，接著，則是實地審；到九月分接到審查結果函文才能鬆一口氣。然而，若有參與臺灣醫療科技展「INNOZONE」，仍要持續作準備到 12 月初。

7.4 醫療科技與輔具展

國內兩場有關生醫產業較具規模之展覽，其中一個是在每年 12 月分舉辦的「臺灣醫療科技展」，其是全球首個「橫跨醫療、電子資通訊、科技、生技製藥、醫材，串連大健康產業完整生態鏈的專業規模會展」，並以「亞太最強醫療 X 科技合作基地」[7] 為自許。

這場域所展示的，是比較成熟的生醫為主的商品以及醫療服務。即便如此，在前兩個章節也提到，若國家新創獎獲獎或者是發明創作獎得主，那也會配合主辦單位到這邊作展示。比較特別的是，「臺灣醫療科技展」提供 B2B 的媒合，如果讀者有創新技術，遇到有相關的上下游供應鏈在這場合展示，則可以透過預約來洽談。

「ATLife 臺灣輔具暨長期照護大展」是臺灣規模最大的輔具暨長照專門展，在 2020 年有 220 家輔具廠商、580 個攤位、逾 3000 件以上的輔具現場提供展示與體驗[8]。如圖 7.4-1 所示，ATLife 目標是在民眾、政府以及廠商之前，提供協同的服務，廠商可以透過民眾的體驗，促進研發動能，也可以尋求政府的資源。在民眾端，則可以利用此機會進行輔具體驗，也可以探求社會福利資源。當然，如果創新研發產品是屬於這一部分，則也可以趁此機會跟廠商接洽，尋求合作的機會。

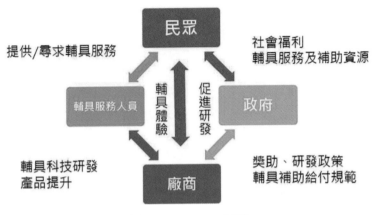

圖 7.4-1　　ATLife 目標

7.5 其他媒合會

　　國內有許多媒合會，常是不定期舉辦，比方 2016 年智慧電子研發成果橋接計畫的「智慧大未來　產學媒合會」。當我們接到邀請函，也是心喜不已。由於那階段我們與智慧電子有關的研發是「遠端即時心肺復健」以及「平衡調控背負式點滴架之裝置與控制方法」，於是我們便設定主題為：「智慧型醫療照護輔具：遠端即時心肺復健與平衡調控背負式點滴架之裝置與控制方法」。發表方式除口頭發表以外（圖 7.5-1），也需要海報與雛型品展示（圖 7.5-2）。由於醫療器材比較少出現在這場合，也因此，當天包含上市櫃公司共九組廠商預約媒合，這也是我們料想不到的。

　　圖 7.5-2 為平衡調控背負式點滴架之裝置，雖然當時主要目的是展示點滴架如何進行調控，但為了逼真，我們用了人體模型並以寶特瓶裝水來進行。雛型看起來雖然很低階，但足以說明技術是如何運作。當日，我們也得到不少回饋意見，並用這些意見在作技術的提升。

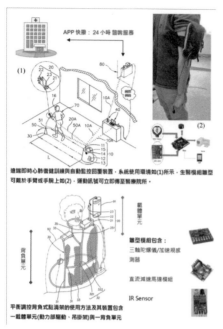

圖 7.5-1　展示海報

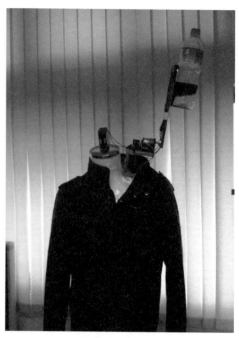

圖 7.5-2　平衡調控背負式點滴架裝置之雛型

參考文獻

1. 專利法，第五十八條。2019。

2. 2021年臺灣創新技術博覽會。Available at: ttps://www.inventaipei.com.tw

3. 發明創作獎助辦法。2015。

4. 發明創作獎助辦法。2015。

5. 國家發明創作獎甄選要點。Available at: https://www.tipo.gov.tw/tw/cp-28-208577-6aab2-1.html

6. 國家新創獎。Available at: https://innoaward.taiwan-healthcare.org/enter.php

7. 醫療科技展。Available at: https://expo.taiwan-healthcare.org

8. ATLife 臺灣輔具暨長期照護大展。Available at: https://www.chanchao.com.tw/ATLife

第八章 資源的尋找

　　從有點子發想的第一天開始，能否取得足夠的資源（資金）就成為此新創概念能否成功發展為產品的絕對關鍵因素。舉凡技術驗證、專利申請、臨床試驗、公司成立、產品量產、市場推廣等過程，都有賴資金的堆疊才能完成，而且所需的資金往往隨產品成熟度，呈現倍數增加。本章彙整創新醫材構想具體化的過程中，所需了解的重要政策與可以獲取資源的管道，提供讀者全面性的參考依據。

——林世永

8.1 政府重要生技政策

　　政府這 10 幾年來，應用各種政策、獎勵與補助措施，不遺餘力推動醫材產業，並藉由建構適合國內產業發展的環境、法規與產品技術，打造醫材創新創業生態系，由經濟部工業局出版的「生技產業白皮書」，是深入了解國內生醫產業發展現況非常好的工具書[1]，這邊彙整出重要政策如下：

- 2009 年行政院核定「臺灣生技起飛鑽石行動方案」，為跨經濟部、國科會（改制為科技部）、衛生署（改制為衛福部）與國發基金的大型計畫，四大主軸包括：產業化研發中心、生技整合育成、生技創投、改組成立食品藥物管理局，以向前銜接優質基礎研發、向後攻占商業化之機會，強化產業價值鏈之第二棒[2,3]。

- 2013 年延續原鑽石行動方案，調整為「臺灣生技產業起飛行動方案」，強化藥品、醫療器材和醫療服務三個重點發展領域，醫材領域則著重醫材快速試製中心、高階影像核心平臺、微創手術設備及醫療機器人核心平臺等，並針對醫材產業研擬專法，期能創造成功案例，發展全球市場[4,5]。

- 2016 年政府因應 P4（Preventive, Predictive, Personalized, Participatory）全球精準醫療發展趨勢，核定「生醫產業創新推動方案」，提出「完整生態體系、整合創新聚落、連結國際市場資源、推動特色產業重點」四大行動方案，強化資金、人才、選題、智財、法規、資源，帶動臺灣藥品、醫材及健康福祉產業突破性發展，建置臺灣成為亞太生醫研發重鎮[6,7]。

- 2017 年政府依據「驅動臺灣下一個世代產業成長」的施政藍圖，將生技醫藥列入「五加二」產業創新研發重點規劃項目之一，以「創新、就

業、分配」爲核心價值，追求永續發展的經濟新模式，並透過連結「未來、全球、在地」三大策略，布局關鍵前瞻技術及引進高階人才，期許生技醫療成爲臺灣下世代的兆元產業 [8,9]。

- 2020 年底行政院科技會報辦公室及科技部共同規劃「臺灣精準健康戰略產業發展方案」，整合經濟部與衛福部加強跨部會合作，並於 2021 年開始推動。未來將以完善生態系、扶植產業鏈以及接軌國際等三大策略爲主軸，透過這次 COVID-19 疫情臺灣防疫得宜之機會，建立臺灣健康品牌，帶動後續精準健康產品與服務輸出國際 [10,11,12,13,14]。

　　單純只靠政策面所帶來的效益，當然不足以鼓勵新創產業發展，尤其是一項醫材產品從臨床未滿足需求（clinical unmet need）的探尋開始，到真正實現產品化、商品化，往往需歷時 5-10 年以上，因此政府亦啟動產業法規革新，例如通過《醫療器材管理法》，將醫材之管理由過去《藥事法》中抽離，以及訂定《生技新藥產業發展條例》，藉由技術股緩課與營利事業所得稅抵減等優惠措施，加速國內生醫產業改革：

- 2007 年政府訂定《生技新藥產業發展條例》，應用租稅優惠鼓勵廠商投入新藥及高風險等級醫材，提升爲高知識密集型生技產業，並於 2017 年修訂放寬高風險醫材之適用範圍 [15,16]。此條例鬆綁學研與政府研究機構人員，得兼職擔任新創生技新藥公司之創辦人、董事或科技諮詢委員，使得學研能量能真正接軌新創產業。

- 2019 年立法院通過「醫療器材管理法」（2021 年 05 月 1 日正式生效），這意味著醫材與藥品之管理正式脫鉤，並增訂包括產品來源及流向資料建立、部分低風險醫材電子化登錄、彈性核定許可證效期及業者主動通報義務等制度，不僅加速醫材產品上市期程，更符合國際潮流促使產業蓬勃發展 [17,18]。

- 2020 年爲了鼓勵生醫產業持續發展，以及因應《生技新藥產業發展條

例》即將於 2021 年 12 月 31 日落日，政府預告將條例名稱改爲《生技醫藥產業發展條例》，把適用期間再延長十年到 2031 年底，適用範圍也從原本的新藥、高風險醫材、動植物用藥、再生、精準醫療，擴大至數位醫療和國家策略生技產品等七大項目，相關的獎勵措施包括：研發和人培支出可抵減 35% 的營利事業所得稅、法人和個人股東股款 20%可抵減營利事業所得稅、技術股緩課、認股權核發與緩課等，帶動產業力拚上兆產值 [19, 20, 21] 。

　　良好的創新創業環境是新創公司能持續生存的重要關鍵，因此在政策推動的同時，政府亦成立許多孵化與加速輔導單位，其中專責於生醫領域的是，於 2011 年成立的「生技整合育成中心」（Supra Integration and Incubation Center, Si^{2}C），其隸屬於生技起飛行動方案，以新創及輔導公司爲主，主動積極尋找具商業化潛力案源，並且完成國內藥品與醫材研發能量盤點，促成學研研發成果落實於產業。後續政府推動生醫產業創新推動方案，亦於 2018 年設置承接 Si^{2}C 業務的「生醫商品化中心」（BioMed Commercialization Center, BMCC）（圖 8.1-1、圖 8.1-2），持續促成產學研發成果轉譯爲臨床需求之產品，並協助產業跨越商品化障礙，於國際市場創造價值 [22, 23, 24] 。

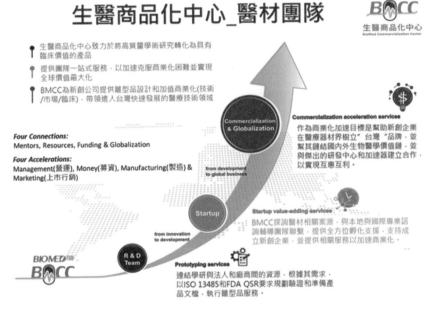

圖 8.1-1　BMCC 醫材團隊新創輔導服務內涵 [24]

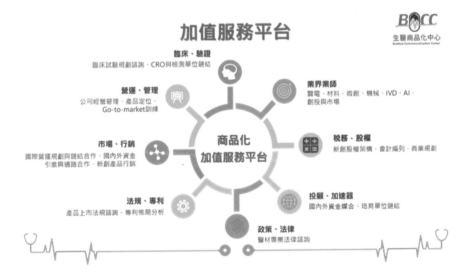

圖 8.1-2　BMCC 醫材團隊商品化加值服務平臺 [24]

8.2 政府獎勵與補助措施

在獎勵與補助措施方面，近幾年政府各部會持續推出許多促成醫材新創與產業化的激勵方案，包括教育部、科技部、經濟部、金管會等，從早期適合學研團隊構想驗證的科技部 SPARK 計畫、中期催化新創公司取得第一桶投資人資金的國發基金創業天使計畫，一直到後期成立支援產業進入商品化與市場拓展的國家級「台杉投資」公司，將整個醫材新創過程所需的資源完整涵蓋，可說只要有好的題目、好的團隊，新創 CEO 幾乎不需擔心找不到資金。

然而對於新創公司來說，尋找資源絕對不是毫無章法的嘗試錯誤，首先必須了解自己公司的屬性與階段性，一般來說公司的成長過程可以簡單分為學研、天使、創投與資本市場等階段，每個階段都有適合的補助或獎勵計畫可以申請，正確理解資源的來源、補助的目的、申請的方法以及目前公司的符合度，才能提高獲得補助的機會。以下依教育部、科技部、經濟部等各單位提供的醫材相關補助計畫分別彙整摘要，並納入生醫相關競賽獎金資訊，整體補助方案與配合期程，亦整理條列於圖 8.2-1。

1. 教育部

（1）計畫名稱：大學產業創新研發計畫

主管單位：教育部—產業創新研發計畫辦公室。

補助對象：教育部主管且已建置完善機制之一般大學與學院，包括博士級研發人才之進用與彈性薪資、衍生新創之支持，以及整合校內總體創新研發等機制。

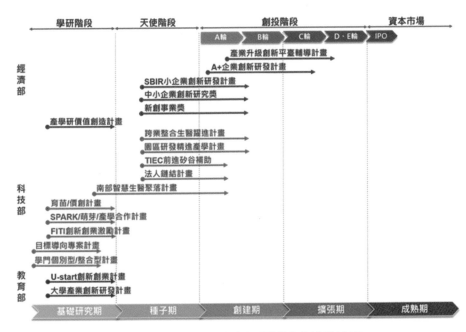

圖 8.2-1　醫材新創政府相關獎勵與補助措施

　　補助範圍：以「校」為單位提出，每校以申請 10 案為限。由學校結合產業，依行政院 5+2 產業創新等領域提出申請（含生技醫療領域），擇優核定 50 案。

　　計畫期程：執行期程為 3 年，分年執行。

　　補助金額：每案每年最高全額補助 NT$600 萬元，補助經費採分年撥付。

　　計畫網頁：http://u2rsc.nctu.edu.tw/

（2）計畫名稱：U-start 創新創業計畫

　　主管單位：教育部—青年發展署。

　　補助對象：設有育成單位之公私立大專校院。創業團隊至少 3 人組

成，其中應有 2/3 以上成員爲近 5 學年度畢業生或大專校院在校生。

補助範圍：鼓勵從 0 向 1 邁進，包括創新服務類、製造技術類、社會企業類、文創教育類。

計畫期程：每年分兩階段舉辦，第一階段期程半年，第二階段期程一年。

補助金額：第一階段補助學校育成輔導費及創業基本開辦費，第二階段補助 NT$25 萬至 NT$100 萬元創業獎勵金。

計畫網頁：https://ustart.yda.gov.tw/bin/home.php

2. 科技部

（1）計畫名稱：學門個別型／整合型計畫

各司有各別不同屬性之計畫，此處以「融合式跨領域研究實驗專案計畫」爲例。

主管單位：科技部。

補助對象：編制內專任教師符合專題研究計畫主持人、共同主持人之資格。

補助範圍：深度跨領域融合研究，並於「未來社會可能面臨的重大議題」或「重大科學議題的突破」自訂題目。

計畫期程：第一階段 2 年，第二階段 3 年，共 5 年期。

補助金額：第一階段 NT$1,000 萬元爲上限，第二階段 NT$2,000 萬元爲上限。

計畫網頁：https://www.most.gov.tw/sci/ch/list/922a8b89-4400-4adc-9088-8df4e59a8c1c

（2）計畫名稱：目標導向專案計畫

各司有各別不同屬性之計畫，此處以「學術攻頂研究計畫」為例。

主管單位：科技部。

補助對象：編制內專任教師符合專題研究計畫主持人、共同主持人之資格。

補助範圍：具有高度研究潛力或具國際競爭力之學者與團隊，以強化我國前瞻研究，研發關鍵科學技術或建立人文社會典範。

計畫期程：一期 5 年。

補助金額：個別型 NT$2,000 萬元為上限，整合型 NT$4,000 萬元為上限。

計畫網頁：https://www.most.gov.tw/folksonomy/list/c7428dc0-7fd9-44cf-ad5f-472fc95efbcd?l=ch

（3）計畫名稱：FITI 創新創業激勵計畫

主管單位：科技部—前瞻與應用科技司。

補助對象：公私立大專院校 / 研究機構之在校生、畢業一年內畢業生或專職研究人員之比例，應占團隊總人數之 50% 以上。

補助範圍：

(a) 團隊創意構想 / 技術主題應用為「創新科技」或「健康醫療」，以能將其形塑商品化為主。

(b) 參與選拔作品（創意構想 / 技術）需為團隊所原創，並在創業構想書中，說明作品與推薦學研單位關係，不得有抄襲之行為。

計畫期程：每年分兩梯次舉辦，每一梯次期程約為期半年。

補助金額：

(a) 創業傑出獎：取最終決選結果公布至多 6 組團隊，每隊可獲得

NT$100 萬元獎勵金及 NT$100 萬元創業基金。

(b)創業潛力獎：取最終決選結果公布至多 11 組團隊，每隊可獲得 NT$25 萬元獎勵金。

計畫網頁：https://fiti.stpi.narl.org.tw/index

（4）計畫名稱：SPARK TAIWAN 臺灣生醫與醫材轉譯加值人才培訓計畫

主管單位：科技部—生命科學研究發展司。

補助對象：具初步案源構想或對產品開發有興趣之團隊即可參與徵選，全臺共有 6 間區域型重點培訓大學，包含北區——臺大、北醫、輔仁（與清華聯合辦理）；中區——中國醫；南區——成大及高醫。

補助範圍：配合推動生醫產業發展，針對欲投入藥物或醫材產品開發，或已有研發成果但缺乏商品化概念之研究人員，給予產品開發鏈上，包括轉譯、法規、智財與談判、行銷與商業規劃等必要的訓練課程，將生

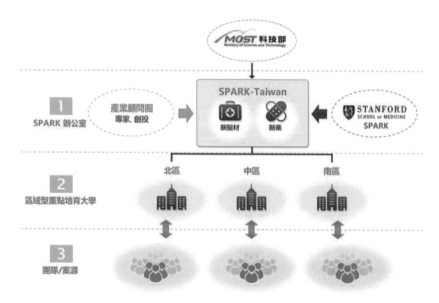

圖 8.2-2　SPARK TAIWAN 人才培訓計畫架構 [25]

技人才軟實力由學研界開始紮根培育。

計畫期程：每年度提案。

補助金額：依不同重點培訓大學規定。

計畫網頁：https://www.spark.org.tw/about/About.htm

（5）計畫名稱：科研創業計畫（整合原萌芽與價創計畫，於 2021 年初啟動）

主管單位：科技部―產學及園區業務司。

補助對象：符合科技部補助專題研究計畫作業要點第二點規定之受補助單位，需透過「科研成果產業化平臺」進行提案，將具原創性且有重大商業潛能之科研成果推展至市場，提升研發成果商業化之可行性，達成衍生新創公司或銜接跨部會新創資源之目的。

補助範圍：

(a) 種子案：由各科研平臺發掘重大研發成果，提供創業團隊輔導資源與技術作價協助，育成新創種子案源。

(b) 萌芽案：具商業潛能之科研成果，已有初步商業構想，目標在驗證市場需求與建立可行商業模式，以完成商業化原型機。

(c) 拔尖案：同技術曾執行萌芽案績效良好，或經科研平臺種子案評估具重大發展潛力，並提出投資人評估報告及未來新創公司 CEO 人選者。

計畫期程：每年度提案。

補助金額：(a) 萌芽案：NT$300 萬至 NT$800 萬元。

　　　　　(b) 拔尖案：最高 NT$1500 萬。

計畫網頁：https://www.trustu.tw/

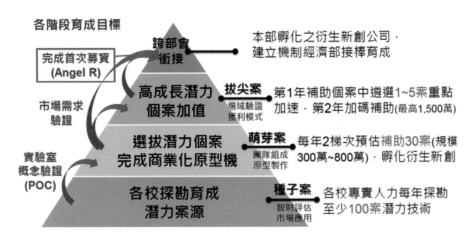

各階段育成目標

完成首次募資
(Angel R)

跨部會
銜接　　本部孵化之衍生新創公司，
　　　　建立機制經濟部接棒育成

市場需求
驗證

高成長潛力
個案加值
場域驗證
獲利模式

拔尖案　第1年補助個案中遴選1~5案重點
　　　　加速，第2年加碼補助(最高1,500萬)

選拔潛力個案
完成商業化原型機
團隊組成
原型製作

萌芽案　每年2梯次預估補助30案(規模
　　　　300萬~800萬)，孵化衍生新創

實驗室
概念驗證
(POC)

各校探勘育成
潛力案源
智財評估
市場應用

種子案　各校專責人力每年探勘
　　　　至少100案潛力技術

圖 8.2-3　科技部科研創業計畫推動作法 [26]

（6）計畫名稱：產學合作計畫

計畫類型分為前瞻技術產學合作計畫（產學大聯盟），以及產學技術聯盟合作計畫（產學小聯盟），此處以「產學大聯盟」為例。

主管單位：科技部—產學及園區業務司。

補助對象：

(a)計畫主持人：符合科技部補助專題研究計畫作業要點規定者。

(b)合作企業：符合經濟部補助前瞻技術產學合作計畫作業要點規定者。

補助範圍：鼓勵國內企業籌組聯盟，有效縮小產學落差，促使大專校院及學術研究機構，與國內企業共同投入前瞻技術研發，以強化關鍵專利布局、產業標準建立或系統整合。

計畫期程：最多 5 年。

補助金額：依所申請金額為定：

(a) 企業聯盟每年總配合款不得少於 NT$4,000 萬元，總配合款應占總

研究經費 50% 以上。

(b) 主導之合作企業配合款，每年應達 NT$2,000 萬元以上。

計畫網頁：https://www.most.gov.tw/spu/ch/list/29df6057-66ac-4b9e-b03d-5c41bfe3bc3c

（7）計畫名稱：應用型研究育苗專案計畫

需透過「生醫商品化中心」（BMCC）進行選題與輔導，審查通過後推薦至科技部。

主管單位：科技部－生命科學研究發展司。

補助對象：

(a) 申請機構：符合科技部補助專題研究計畫作業要點之大專院校及學術研究機構。

(b) 計畫主持人：符合科技部補助專題研究計畫作業要點規定者。計畫主持人需先獲得專業選題暨輔導團隊推薦，始得檢具計畫申請書及相關文件提出申請。

補助範圍：具產品導向及應用潛力之前瞻，原創性生醫領域早期研究，促進學研成果銜接產業，培育高科技新創事業。

計畫期程：最多 3 年。

補助金額：約 NT$1,000 萬至 NT$2,000 萬元，依審查結果核定，補助款依審查核定之里程碑進度及分期百分比撥付。

計畫網頁：https://www.most.gov.tw/folksonomy/list/43441d79-afbc-4c39-848b-a3d72f30a895?l=ch

（8）計畫名稱：南部智慧生醫產業聚落推動計畫

主管單位：科技部－南部科學工業園區管理局。

補助對象：

(a) 公司：依我國相關法律登記之獨資事業、合夥事業及公司。

(b) 學研機構：公私立大專院校及公立研究機構、財團法人或社團法人研究機構。

(c) 醫療機構：依醫療機構設置標準設立之醫院或其他醫療機構。

補助範圍：為促使國內產業升級、優勢產業整合群聚，以及強調生醫領域產業發展，以鼓勵產學研醫透過創新及技術研發，引領數位化及智慧化醫療器材製造能力。計畫分為個別型計畫、整合型、創新型三種類型。

計畫期程：1 年或 2 年。

補助金額：

(a) 個別型計畫：執行機構為公司或設有附設醫院之學研機構者，以每年 NT$1,000 萬元（含）為上限；執行機構為醫療機構者，以每年 NT$500 萬元（含）為上限。

(b) 整合型計畫：由公司主導者，以每年 NT$5,000 萬元（含）為上限；由醫療機構主導者，以每年 NT$1,000 萬元（含）為上限。

(c) 創新型計畫：以每年 NT$300 萬元（含）為上限。

計畫網頁：http://www.ssbmic.org.tw/

（9）計畫名稱：法人鏈結產學合作計畫

主管單位：科技部─產學及園區業務司鏈結產學合作計畫辦公室。

補助對象：國內財團法人或具備相關產業及學校產學合作輔導能量者。

補助範圍：成立鏈結產學媒合平臺（IACE），運用法人能量與經驗輔導加值，提供階段性技術加值、場域驗證與新創等輔導，推動學界研發成果產業化與形成新創事業。

計畫期程：可提多年期（不超過 3 年），唯需每年度提出申請，法人協助輔導 8-10 個月。

補助金額：每案 NT$200 萬元為上限；若為跨法人整合型，每案約 NT$400 萬元。

計畫網頁：https://iace.org.tw/f2/about/init

（10）計畫名稱：TIEC 前進矽谷補助

主管單位：科技部－臺灣創新創業中心（Taiwan Innovation and Entrepreneurship Center, TIEC）。

補助對象：臺灣新創團隊：

(a) 第一類團隊：獲選或已從國際知名加速器畢業，且獲股權投資至少 US$5 萬元。

(b) 第二類團隊：獲創投、天使投資人具股權之投資至少 US$10 萬元。

(c) 第三類團隊：曾參加 TIEC 投資媒合會，並獲 pitch on stage、國內育成輔導機構推薦，或自我推薦經審核。

補助範圍：結合臺灣與矽谷業師選拔出具備國際市場發展潛力的臺灣新創團隊，TIEC 依照其創業發展之不同需求，給予適合的創業輔導協助與商務經費補助。

計畫期程：每年舉辦 2 次。

補助金額：(a) 第一類團隊：US$3 萬元。

(b) 第二類團隊：US$3 萬元。

(c) 第三類團隊：US$2 萬元及國際加速器 US$2 萬元課程。

計畫網頁：https://www.tiectw.com/

（11）計畫名稱：科學工業園區研發精進產學合作計畫

各園區有各別不同屬性之計畫，此處以「新竹科學園區管理局」為例。

主管單位：科技部—科學園區管理局。

補助對象：園區廠商結合學術研究機構，共同投入產業異質整合與關鍵技術研究，以加速產業跨域整合及產業鏈形成。

補助範圍：配合政府政策推動人工智慧發展，並加速園區產業創新轉型，研發領域涵蓋生物技術等六大產業。

計畫期程：1 年，每年度提案。

補助金額：包括申請機構補助款及學研機構補助款二部分，總計補助額度以不超過 NT$1,000 萬元，且不超過總申請經費的 50% 為限。

計畫網頁：http://rpcp.scipark.tw/

（12）計畫名稱：跨業整合生醫躍進專案計畫

主管單位：科技部—新竹科學園區管理局。

補助對象：園區廠商結合學術研究機構，以生技產業跨業整合為推動主軸，協助園區產業突破原有技術應用與軟硬體整合。

補助範圍：研發生技產業跨域專業之創新技術及產品，以 (a) 物聯網行動醫療裝置、(b) 高階醫療影像及資訊、(c) 體外診斷醫療、(d) 複合生醫材料、(e) 微創手術醫材、(f) 醫療巨量資料分析、(g) 其他創新醫療器材等為應用領域。計畫分為個別型與整合型兩種類型。

計畫期程：1 年，每年度提案。

補助金額：

(a) 個別型計畫：以不超過 NT$300 萬元且不超過總申請經費的 50% 為限。

(b) 整合型計畫：以不超過 NT$900 萬元且不超過總申請經費的 50% 為限。

計畫網頁：http://ciibm.scipark.tw/

3. 經濟部

　　經濟部對於國內新興企業的補助計畫相當多而且具體完善，企業從初創階段、中小企業，到上市櫃等各種規模都有符合申請的標的，補助範圍更是從產品開發、臨床試驗、研發中心設立、建廠量產、國際行銷合作等兼具，許多計畫亦納入學術、臨床，以及法人的能量，是新創公司一定要花時間深入了解的重要補助經費來源。以下介紹經濟部中小企業處、技術處，以及工業局之補助計畫，相關類別與規模可參考經濟部彙整提供之圖 8.2-4[27]。

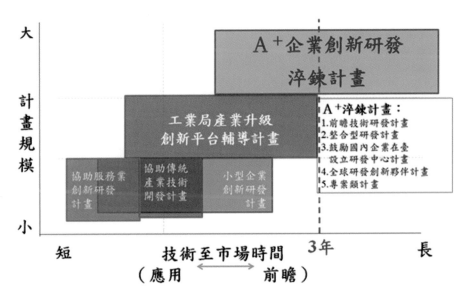

圖 8.2-4　經濟部研發補助計畫類別 [27]

（1）計畫名稱：產學研價值創造計畫（價創計畫）

　　　主管單位：經濟部技術處—學界科專專案辦公室。

　　　補助對象：由學界主導執行，並納入企業或研究機構為共同執行單

位：

(a) 主導單位：依法設立之公私立大學校院。

(b) 共同執行單位：依法設立登記之企業或研究機構。

補助範圍：透過運用學界既有之研發成果，與業界或研究機構共同進行技術商業化開發，並以衍生新創公司（Spin-off）或新事業部門（Spin-in）為目標。

計畫期程：2 年。

補助金額：先期研究以 1 年 NT\$500 萬元為上限，一般計畫以 2 年 NT\$2,000 萬元為上限。計畫需納入企業或研究機構為共同執行單位，並需配合投入自籌款，其比例不得低於補助款之 30%。

計畫網頁：https://ivcpa.tdp.org.tw/

（2）計畫名稱：新創事業獎

主管單位：經濟部—中小企業處。

補助對象：成立 5 年內，並符合「中小企業認定標準」之中小企業。

補助範圍：企業自行研發之創新性產品、技術、流程或服務，分為(a) 科技產業組、(b) 傳統產業組、(c) 知識服務業組、(d) 微型企業組。

計畫期程：每年 4/1 至 6/1 線上申請。

補助金額：分初審及決審二階段，4 組預計選出 13 家「金質獎」企業，及至多 3 家「評審特別獎」企業，均分總獎金 NT\$240 萬元。

計畫網頁：https://startupaward.sme.gov.tw/

（3）計畫名稱：中小企業創新研究獎

主管單位：經濟部—中小企業處。

補助對象：符合「中小企業認定標準」之中小企業。

補助範圍：自行研發之創新性產品、技術、製程、流程、服務（包含技術服務、知識服務、商業服務）等項，於申請補助之前一年完成，並已商業化運用或量產者。

計畫期程：每年線上申請，6/1 截止。

補助金額：經評審通過者獲頒獎助金 NT$15 萬元正，以 30 名為限。

計畫網頁：https://tsia.moeasmea.gov.tw/masterpage-tsia

（4）計畫名稱：SBIR 小企業創新研發計畫

主管單位：經濟部－中小企業處。

補助對象：符合「中小企業認定標準」所稱依法登記成立，並合於下列基準之獨資、合夥、有限合夥事業或公司：(a) 製造業、營造業、礦業及土石採取業：實收資本額在 NT$8,000 萬元以下，或經常僱用員工數未滿 200 人者、(b) 除前款規定外之其他行業：前一年營業額在 NT$1 億元以下，或經常僱用員工數未滿 100 人者。

補助範圍：

(a) 依申請之研發計畫屬性分為「創新技術」與「創新服務」。

(b) 依申請階段分為「先期研究／先期規劃」（Phase 1）、「研究開發／細部計畫」（Phase 2）與「加值應用」（Phase 2+）。

(c) 依申請對象區分為「個別申請」與「研發聯盟」。

計畫期程與補助金額：

(a) 先期研究／先期規劃案（Phase 1）：

　－個別申請：補助上限 NT$100 萬（計畫期程以 6 個月為限）。

　－研發聯盟：補助上限 NT$500 萬（計畫期程以 9 個月為限）。

(b) 研究開發／細部計畫案（Phase 2）：

　－個別申請：補助上限 NT$1,000 萬元（計畫期程以 2 年為限）。

－研發聯盟：補助上限 NT$5,000 萬元（計畫期程以 2 年為限）。

(c) 加值應用（Phase 2+）：

－個別申請：補助上限 NT$500 萬元（計畫期程以 1 年為限）。

－研發聯盟：補助上限 NT$2,500 萬元（計畫期程以 1 年為限）。

補助款上限為計畫總經費之 50%。

計畫網頁：https://www.moeasmea.gov.tw/article-tw-2414-4030

（5）計畫名稱：A+ 企業創新研發淬鍊計畫

計畫類型分為 (a) 前瞻技術研發、(b) 整合型研發、(c) 鼓勵國內企業在臺設立研發中心、(d) 全球研發創新夥伴，以及 (e) 專案類等 5 類，此處以「前瞻技術研發計畫」為例。

主管單位：經濟部－技術處

補助對象：以單一企業、多家企業或單一企業與研究機構共同提出。

企業：國內依法登記成立之獨資、合夥、有限合夥事業或公司。

研究機構：以依「經濟部推動研究機構進行產業創新及研究發展補助辦法」第十三條之規定，通過經濟部評鑑之「財團法人」為限。

補助範圍：國內外尚未具體成熟之技術，可在未來產業發展中產生策略性影響，或可產生領導型技術，或大幅提升產業競爭力及附加價值之產品或服務。推動領域包括創新智慧高階醫材與高值利基新藥之開發等 12 類。

計畫期程：3 年以上，最長不得超過 5 年。

補助金額：分為技術審查與財務審查兩部分，補助金額依據企業提出申請之金額與審查結果而定，補助比例最高不超過計畫總經費之 50%。

計畫網頁：https://aiip.tdp.org.tw/index.php

（6）計畫名稱：A+ 企業創新研發淬鍊計畫專案類計畫

計畫類型分為 (a) 國際創新研發合作補助與 (b) 快速審查臨床試驗（Fast Track）2 類，此處以「快速審查臨床試驗計畫」為例。

主管單位：經濟部—技術處。

補助對象：國內依法登記成立之獨資、合夥事業、有限合夥事業或公司，且已取得國內外衛生法規主管機關核發查驗登記用之新藥或醫療器材臨床試驗許可，及取得試驗醫院之人體臨床試驗委員會（IRB）之執行許可。

補助範圍：補助廠商執行查驗登記用之新藥或高風險醫療器材之國內外臨床試驗，包含各階段臨床試驗、臨床試驗用藥或器材之製備，以及為進入下一階段臨床試驗，被國內外衛生法規主管機關要求進行之非臨床藥毒理試驗。

計畫期程：不超過 3 年。

補助金額：補助金額依據企業提出申請之金額與審查結果而定，補助比例不得超過計畫總經費之 50%。

計畫網頁：https://aiip.tdp.org.tw/index.php

（7）計畫名稱：產業升級創新平臺輔導計畫

計畫類型分為 (a) 產業高值、(b) 創新優化、(c) 主題式研發，以及 (d) 產創平臺特案補助等 4 類，此處以「創新優化計畫」為例。

主管單位：經濟部—工業局。

補助對象：可由單一企業或多家企業聯合提出申請，或可由企業與學術機構共同提出申請。

(a) 企業：國內依法登記成立之獨資、合夥、有限合夥事業或公司。

(b) 學界：私立大專校院、公立研究機構。

補助範圍：屬產品／技術開發者，其應具掌握關鍵技術／產品，以建構完整供應鏈體系；屬服務加值者，其服務內涵應具整體系統解決方案供應者能量，以擴大整廠整案海外輸出，爭取國際商機。

計畫期程：以 3 年內為限。

補助金額：補助金額依據企業提出申請之金額與審查結果而定，補助比例不得超過全案總經費之 40%。若由企業與學術機構共同提出申請，企業補助款由工業局支應，學術機構補助款則由科技部支應。

計畫網頁：https://tiip.itnet.org.tw/

8.3 新創募資管道

1. 創投基金

除了申請政府提供的補助計畫外，是否具備找錢能力才是決定新創公司能否持續營運的關鍵，以下依據資金來源，分類為基金創投與資本市場兩階段，基金創投階段又可依據投資時，新創公司的成熟度分為：A 輪投資（產品完成初步驗證且有一定成熟度，近期內規劃取得主要市場許可證）、B 輪投資（已取得主要市場許可證，具完整商業模式，開始擴大產品化規模）、C 輪投資（具備市場銷售實績，取得區域性代表地位，準備進入公開市場）等，若產品尚未成熟或市場尚未打開，甚至會繼續募 D 輪、E 輪等資金，一直接續到公司進入市場上市櫃（Initial Public Offering, IPO）或被該領域大廠併購（Mergers and Acquisitions, M&A）為止。以下歸納醫材新創公司募資的資訊於圖 8.3-1。

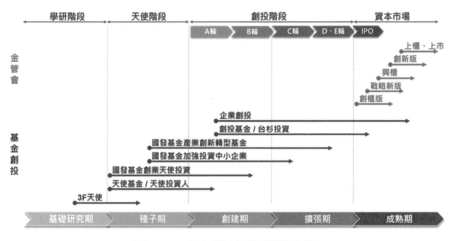

圖 8.3-1　醫材新創公司募資來源

（1）基金名稱：天使基金（Angel Fund）、天使投資人（Angel Investor）

　　提供創業資金的成功企業家、個人投資者或是由其組成的基金。投資的目的除了純粹的商業考量，也包含傳承本身的成功創業經驗與精神，投資者通常會提供個人的人脈、技術與社會經驗等資源，而獲利所得也樂意持續再投資下一個新創團隊。

　　投資對象：種子期及創建期的初創企業。

　　投資範圍：不限產業別，資金主要支持產品原型（prototype）、智慧財產權（Intellectual Property）或經營模式（business model）等企業基礎價值之建立。

　　投資金額：數十至數百萬臺幣，大部分會換取公司一部分可轉換債券或所有權權益。

（2）基金名稱：國發基金創業天使投資方案

　　藉由與天使投資人共同投資，提供新創企業創立初期營運資金，運用

天使投資人投資經驗，提供被投資事業後續輔導諮詢與網絡連結。

投資對象：設立於我國之新創事業或主要營業活動於我國之境外新創事業，以新設或增資擴展（現金增資）且未曾辦理過公開發行，或尚未進入資本市場（含興櫃、上櫃及上市）者為限。新創事業：設立時間未逾 3 年，且實收資本額或實際募資金額不超過 NT$8,000 萬元。

投資範圍：不限產業別，以扶植風險性較高之新創企業為主要目的，可由天使投資人或新創事業提出申請。

投資金額：同一事業的投資金額以不超過 NT$2,000 萬元為原則。若已取得累計募集資金或管理資產達 US$10 億元以上之國內外投資機構承諾投資，初次投資金額得提高至 NT$3,000 萬元，唯不超過該投資機構投資金額。

基金網頁：https://www.angelinvestment.org.tw/

（3）基金名稱：國發基金加強投資中小企業實施方案

經濟部中小企業處運用國發基金 NT$100 億元以執行本方案，遴選 21 家投管公司，採共同搭配投資方式，促進投資國內中小企業。

投資對象：符合「中小企業認定標準」之中小企業。

投資範圍：不限產業別，提供投資諮詢、診斷輔導、投資課程及辦理投後交流媒合會等。

投資金額：依據提出申請之金額與審查結果而定。

基金網頁：https://www.moeasmea.gov.tw/article-tw-2558-4100

（4）基金名稱：國發基金產業創新轉型基金

投資對象：

(a) 投資對象：有創新轉型需求之國內企業。

(b) 協助國內企業創新轉型之機構或民間投資人。

投資範圍：共同參與民間資金，進行企業之合併、收購、分割或其他有助於企業創新轉型所辦理之募資，以有效引導民間資金共同參與產業結構調整，促進企業轉型升級。

投資金額：國發基金不擔任主導性投資人，投資金額不超過被投資事業募資後，實收資本額或實際募資金額之 20%，對單一個案或單一集團之累計投資總金額不超過匡列額度之 10%。

基金網頁：https://www.ndf-iintfund.org.tw/

（5）基金名稱：創投基金（Venture Capital, VC）

由一群具有技術、產業、財務或市場專業知識和經驗的基金經理人操作，透過資金、人脈與投資網絡的協助，專門投資具有發展潛力以及快速成長的公司。創投多數是以支持「未上市新創事業」為主，不以經營產品為目的，此處以依據政府政策成立之國家級投資公司「台杉投資」為例。

投資對象：投資新興而且快速成長中的新創公司，以股權的型態投資並實際參與經營決策，提供高附加價值的協助，並輔導該企業在證券市場上市櫃（IPO）或被該領域大廠併購（M&A），承擔高風險並追求高報酬。

投資範圍：

(a) 水牛一號物聯網基金：NT$46.5 億，投資領域為企業軟體、自駕車、人工智慧、物聯網、智慧製造、機器人、資通安全、半導體、雲端技術設備等。

(b) 水牛二號生技基金：NT$59 億，投資領域為藥物開發、基因治療技術、醫療設備、醫療保健服務創新等。

(c) 水牛三號醫療科技（MedTech）基金：NT$16.4 億，投資領域為醫療器材、數位醫療與精準健康等，於 2021 年 5 月啟動。

(d) 水牛五號科技基金：NT$15.2 億，投資領域為網絡通訊、先進製造、企業軟體、自動化系統、智慧醫療等，於 2021 年上半年啟動。

投資金額：數千萬至數億臺幣，會換取公司一定比例股權，有必要也會擔任董事席次。以臺灣新創公司為重要投資標的，投入適當之專業與資金，協助臺灣新創公司跨過產業化與國際化的最後一哩路。

基金網頁：https://www.taiwaniacapital.com/

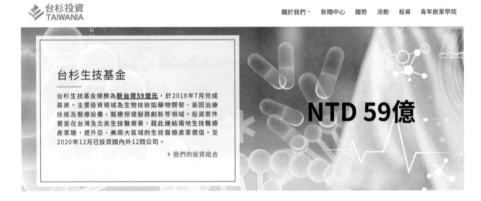

圖 8.3-2　台杉投資：水牛二號生技基金 [28]

（6）基金名稱：企業創投（Corporate Venture Capital, CVC）

投資對象：依據各企業政策，從種子期及創建期的初創企業，到擴充期及成熟期的成熟企業都可。

投資範圍：不限，通常跟原企業發展領域相關。

投資金額：數百萬至數億臺幣，會換取公司一定比例股權，許多企業創投會要求實際參與經營決策。

2. 金融監督管理委員會

　　值得新創企業主進一步了解的是，為兼顧投資人權益保障及符合企業籌資之需求，證券櫃檯買賣中心（櫃買中心）目前已建構「多層次資本市場架構（圖 8.3-3）」，包含上市上櫃、興櫃、創櫃板及群眾募資平臺等，於 2021 年第三季還有創新板以及戰略新板加入，採「簡易公發」制度，以降低準備公開發行的前置時間及成本，上市標準訂定以「市值」為核心，可豁免「獲利能力」及「設立年限」等嚴格審查條件，提供給不同營運階段之公司，選擇適合自身之籌資管道，並使投資人有更多優質的投資標的可以選擇。

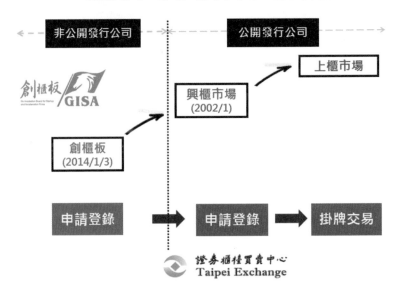

圖 8.3-3　櫃買中心多層次市場架構 [29]

（1）掛牌項目：創櫃板

　　創櫃板命名意涵爲「創意櫃檯」，主要目的在提供微型新創企業「創業輔導籌資機制」及「股權籌資」功能，但不具交易功能。

　　主管單位：金融監督管理委員會（金管會）、證券櫃檯買賣中心（櫃買中心）

　　登錄對象：具創新、創意構想之非公開發行微型企業，增資股份之來源係公司辦理現金增資時，依公司法第 267 條規定保留予員工及原股東認購而其未認購之部分，且透過創櫃板供投資人認購之股本金額不得逾 NT\$3,000 萬元。

　　籌資對象：分爲 (a) 一般投資人與 (b) 天使投資人、具財力證明之自然人或原始股東兩種。

　　投資金額：

(a) 一般投資人：最近一年內透過創櫃板對所有創櫃板公司認購投資股票累計金額不得逾 NT\$15 萬元。

(b) 天使投資人、具財力證明之自然人或原始股東：不設限。

　　說明網頁：

https://www.tpex.org.tw/web/regular_emerging/creative_emerging/Creative_emerging.php?l=zh-tw

（2）掛牌項目：戰略新板

　　2021 年 Q3 開板，採「簡易公發」制度，以降低準備公開發行的前置時間及成本，位階與興櫃板掛牌相同，後續申請上櫃前，需先轉板至一般興櫃板至少兩個月。

　　主管單位：金管會櫃買中心。

　　登錄對象：以政府推動的六大核心戰略產業爲對象，包含資訊數位、

資安、生物醫療科技、國防、綠色能源及民生戰備等，上市標準非採營收獲利門檻，但登錄時需有二家證券商推薦。

籌資對象：兼顧扶持創新事業及保護投資人，限合格之四大投資人始得參與：(a) 銀行、保險、證券等專業機構投資人、(b) 總資產逾 NT$5,000 萬元的法人或基金、(c) 新增合法設立的創投、(d) 淨資產、平均所得符合標準，且具有一定證券交易經驗的自然人。交易制度與上市櫃股票相同，採自動撮合成交機制。

說明網頁：

https://www.fsc.gov.tw/ch/home.jsp?id=96&parentpath=0,2&mcustomize=news_view.jsp&dataserno=202012030001&dtable=News

興櫃市場一般板及戰略新板之比較		
項目	戰略新板	一般板
掛牌條件	無設立年限、獲利能力、股權分散等量化條件之限制	
目標產業	「六大核心戰略產業」或「其他創新產業」	不限
審查程序	併送簡易公發及登錄戰略新板，書面審查	書面審查
資訊揭露	較現行興櫃一般板相關規範適度簡化	維持現行規定
交易機制	採自動撮合成交機制(同上櫃主板市場交易方式)	採由推薦證券商報價驅動之議價交易機制
投資人限制	買方限合格投資人	不限

圖 8.3-4　興櫃市場一般板及戰略新板之比較（資料來源：櫃買中心）

（3）掛牌項目：興櫃板

主管單位：金管會櫃買中心。

登錄對象：已申報證券商輔導契約之公開發行公司，在還沒有上市（櫃）掛牌前，經櫃買中心核准議價買賣者，基本上無營業利益、稅前純益等獲利能力之要求，也沒有資本額、設立年限、股東人數之規定，但需經二家以上輔導證券商書面推薦。

籌資對象：議價買賣，一般投資人開立證券帳戶即可買賣。

說明網頁：

https://www.tpex.org.tw/web/regular_emerging/apply_way/standard/standard.php?l=zh-tw

（4）掛牌項目：創新板（Taiwan Innovation Board, TIB）

預計 110 年 Q3 開板，定位為創新事業上市聚落，採「簡易公發」制度，以降低準備公開發行的前置時間及成本。創新板非屬預備市場，位階與證交所上市掛牌相同，有助提升新創公司國際能見度，且若公司在創新板掛牌滿兩年，可申請轉為一般上市公司。

主管單位：金管會臺灣證券交易所（證交所）。

登錄對象：設立滿 2 個會計年度，擁有關鍵核心技術，以及創新能力（例如物聯網、人工智慧、大數據等新技術應用）或創新經營模式的公司。申請上市時普通股股份發行總額達 NT$1 億元以上且發行股數達 1 千萬股以上。非採營收獲利門檻，上市標準訂定以「市值」為核心，並輔以營收或營運資金之要求。例如生技類公司市值不能低於 NT$30 億元，且需證明有足供上市掛牌後 12 個月之營運資金達 125%。

籌資對象：兼顧扶持創新事業及保護投資人，限合格之四大投資人始得參與：(a) 銀行、保險、證券等專業機構投資人、(b) 總資產逾 NT$5,000 萬元的法人或基金、(c) 新增合法設立的創投、(d) 淨資產、平均所得符合

標準,且具有一定證券交易經驗的自然人。

說明網頁:

https://www.fsc.gov.tw/ch/home.jsp?id=96&parentpath=0,2&mcustomize=news_view.jsp&dataserno=202012030001&dtable=News

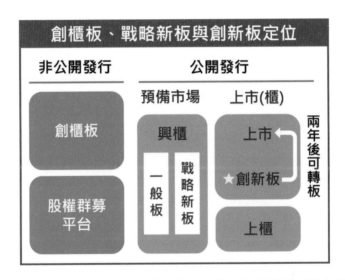

圖 8.3-5　創櫃板、戰略新板與創新板定位(資料來源:證交所)

(5)掛牌項目:上櫃、上市

主管單位:金管會證券櫃檯買賣中心。

登錄對象:公開發行公司,設立年限、實收資本額、獲利門檻皆有限制,需先在興櫃市場交易滿 6 個月。

上櫃:設立滿 2 個會計年度,實收資本額 NT$5,000 萬以上,最近 1 年度合併報表之營業利益、稅前淨利占實收資本額 4% 以上,且無累積虧損、持股逾 50%、股東人數 300 人以上、漲跌幅度限制於 10% 以內等。

上市:設立滿 3 個會計年度,實收資本額 NT$6 億以上,最近 2 年度合併報表之營業利益、稅前淨利占實收資本額均達 6%,記名股股東人數

在 1000 人以上、漲跌幅度限制於 10% 以內等。

籌資對象：集中市場撮合交易，一般投資人開立證券帳戶即可買賣。

說明網頁：

https://www.tpex.org.tw/web/regular_emerging/apply_way/standard/ standard.php?l=zh-tw

重點整理

- 從想把點子轉化成產品的第一天起，資源（資金）即成為這個過程能否成功的決定性關鍵。
- 近年來創新醫材發展環境已大幅改善，整體資源完整不虞匱乏，新創公司申請政府補助時，必須相當了解自己公司的屬性與階段，以提高獲得補助的機會。
- 資金來源可以簡單分為學研、天使、創投與資本市場等四個階段。
- 基金創投的專業與資金能協助新創公司有效擴張產品化與市場化能力，最終公司會進入證券市場上市櫃（IPO）或被領域大廠併購（M&A）。

參考文獻

1. https://www.biopharm.org.tw/images/2020/Biotechnology-Industry-in-Taiwan-2020.pdf

2. https://ws.ndc.gov.tw/Download.ashx?u=LzAwMS9hZG1pbmlzdHJhdG9yLzEwL3JlbGZpbGUvNjA5NS8xMTcxL8wMDEyNDQ1XzEyLnBkZg%3D%3D&n=55Sf5oqA6ZG955%2Bz6LW36aOb6KGM5YuV5pa55qGIICDooYzli5XoqIjnlasucGRm&icon=..pdf

3. https://ws.ndc.gov.tw/Download.ashx?u=LzAwMS9hZG1pbmlzdHJhdG9yL

zEwL3JlbGZpbGUvNjA5NS8xMTcxMS8wMDEyNDQ1LnBkZg%3D%3D
&n=5Y%2Bw54Gj55Sf5oqA6ZG955%2Bz6LW36aOb6KGM5YuV5pa55q
GILnBkZg%3D%3D&icon=..pdf

4. https://www.hea.com.tw/infoDetail.asp?id=62

5. https://ic.tpex.org.tw/policy.php?ic=C200

6. https://www.ey.gov.tw/Page/448DE008087A1971/8c104e42-e4f9-40aa-a942-adc242935bb5

7. file:///C:/Users/yun049/Downloads/%E3%80%8C%E7%94%9F%E9%86%
AB%E7%94%A2%E6%A5%AD%E5%89%B5%E6%96%B0%E6%8E%A
8%E5%8B%95%E6%96%B9%E6%A1%88%E3%80%8D%E7%B0%A1%
E5%A0%B1%E6%AA%94(%E8%A1%8C%E6%94%BF%E9%99%A2%E
7%AC%AC3522%E6%AC%A1%E6%9C%83%E8%AD%B0).pdf

8. https://www.ndc.gov.tw/Content_List.aspx?n=9D024A4424DC36B9

9. https://www.moea.gov.tw/MNS/populace/Policy/Policy.aspx?menu_
id=32800&policy_id=4

10. https://www.biomedical.org.tw/webpage/front_news_view.aspx?flag=6EbPR
J5C078%3D&id=28f9f973-7df2-444d-8c5b-337c2592ef85

11. https://technews.tw/2020/07/17/most-precision-health-strategic-industry/

12. https://www.gbimonthly.com/2020/09/78617/#:~:text=%E7%A7%91%E6%8
A%80%E9%83%A8%E6%AC%A1%E9%95%B7%E8%AC%9D%E9%81
%94%E6%96%8C%E5%89%87,%E9%A0%90%E9%98%B2%E8%A8%B
A%E6%96%B7%E8%88%87%E6%B2%BB%E7%99%82%E7%96%BE%
E7%97%85%E3%80%82

13. https://ws.ndc.gov.tw/Download.ashx?u=LzAwMS9hZG1pbmlzdHJhdG9yL
zEwL3JlbGZpbGUvMC8xMzg1NC9mMjNjYTZhOS0zYWExLTRlOTEtY

WRhYi1lYzI3YWE0M2VkZDIucGRm&n=6KuW6KGhMTgtM18zLTMu5bCI6aGM5aCx5bCOX%2BW7uuani%2BiHuueBo%2BeCuuWFqOeQg%2Beyvua6luWBpeW6t%2BWPiuenkeaKgOmYsueWq%2Baomeerv%2BWci%2BWuti5wZGY%3D&icon=..pdf

14. https://www.digitimes.com.tw/iot/article.asp?cat=158&cat1=20&id=0000589519_4LU6MAD70U4JL0LT46IS2

15. https://law.moj.gov.tw/LawClass/LawAll.aspx?pcode=J0040046

16. https://biopharm.org.tw/pdf/2018/%E7%94%9F%E6%8A%80%E6%96%B0%E8%97%A5%E7%94%A2%E6%A5%AD%E7%99%BC%E5%B1%95%E6%A2%9D%E4%BE%8B%E5%BB%A3%E5%AE%A3%E6%89%8B%E5%86%8A.pdf

17. https://www.mohw.gov.tw/cp-16-50552-1.html

18. https://law.moj.gov.tw/LawClass/LawAll.aspx?pcode=L0030106

19. https://join.gov.tw/policies/detail/adfc09f8-30c9-4957-aa9f-ca311072fcec

20. https://www.lawbank.com.tw/news/NewsContent.aspx?NID=172715.00

21. https://www2.deloitte.com/tw/tc/pages/tax/articles/pr201117-new-lshc-regulations.html

22. http://www.cpmda.org.tw/news_show_n1.php?news_id=1764

23. http://www.mjtaiwan.org.tw/pages/?Ipg=1008&showPg=1177

24. http://biomed-tw.org/

25. https://www.spark.org.tw/index.htm

26. https://www.trustu.tw/

27. https://aiip.tdp.org.tw/index.php

28. https://www.taiwaniacapital.com/

29. https://www.tpex.org.tw/web/regular_emerging/creative_emerging/Creative_emerging.php?l=zh-tw

第九章 案例分享

在這章節，作者除了分享知名的著作以外，也以自身相關的作品，分享從點子到創新具體化的過程，提供讀者更為具體的參考範例。

——吳明峰

9.1 知名的案例

《偶然》

我是天空裡的一片雲　偶爾投影在你的波心

你不必訝異　更無需歡喜

在轉瞬間消滅了蹤影

你我相逢在黑夜的海上　你有你的　我有我的　方向

你記得也好　最好你忘掉　在這交會時互放的光亮

我揮一揮衣袖　不帶走一片雲彩

　　這首《偶然》，是徐志摩於倫敦相識林徽因，在燃起的愛情與失落之中，體會生命的偶然與無奈，1926 年 5 月於《晨報副刊・詩鐫》所發表的詩 [1,2]；這首詩富有生命力、韻味雋永，相信有不少讀者都曾被感動過。雖然那時候並沒有著作權，但把握住了當下靈感的作品，便流傳至今。

　　《哈利波特》是英國女作家 J・K・羅琳（J. K. Rowling）構想出霍格華茲魔法學校的一系列著作；英國網站 Worderly 報導羅琳年薪約 7,400 萬歐元，相當**時薪**八千多歐元（約 30 萬臺幣）。2019 年，並榮登美國富比士雜誌（Forbes）世界收入最高的作家排行榜 [3]。從報導中，推敲她創作靈感可能來自《愛瑪》、《納尼亞傳奇》、《月亮坪的祕密》以及其他小說與聖經等等 [4]，可見一個成功的作品，除了靈感以外還需要大量的閱讀元素來支持。

　　上述是中外知名的著作案例，但仍有很多經典的電影、樂譜等等，也相當受歡迎。但這些都不可能憑空而來，而是透過感動、觀察、記錄、文獻查閱，以及透過相當程度的技巧來呈現。除了著作之外，國內也有很成功的專利案例，值得我們來肯定創新具體化的必要性 [5]。

9.2 醫療創新具體化的案例

是否會覺得上述成功案例離我們很遠呢？那是一定的！也因此，本書目的就是要鼓勵讀者能紮實、邁步的往前，拉近夢想的距離。由於筆者的專業背景與臨床工作環境，故提供了「慢性阻塞性肺病的居家復健」、「大腸直腸癌半定量居家篩檢」、「睡眠呼吸中止快速預測」與「肺功能知覺導引系統」等四件醫療創新具體化的案例，說明圍繞在我們工作周圍的點子相當多。每個案例，會根據本書之前的概念，藉由平常的筆記來記錄所遇到的問題、有什麼可能的解決途徑、先前技術之檢索以及未來想應用的模式來作說明。

1. 慢性阻塞性肺病的居家復健

（1）問題背景

根據台灣胸腔暨重症加護醫學會所出版的「慢性阻塞性肺病診治指引」資料[6]，臺灣在民國 98 年慢性阻塞性肺病（Chronic obstructive pulmonary disease, COPD）死亡率為每十萬人口為 18.1 人，居十大死亡原因之第八位，並造成 70 歲以下國人 11 年的生命年數損失。世界衛生組織（WHO）統計，2012 年全球約 310 萬人因罹患 COPD 而死亡，為當年全球第三大死因；世界衛生組織 2013 年的報告更提出，未來十年內 COPD 死亡人數預期將上升 30%[7]。而這些病人主要症狀是疲倦、咳嗽、痰很多甚至是呼吸困難；而抽菸、環境汙染與粉塵等工作環境，則是造成 COPD 以及增加嚴重度的主因。

藥物對於 COPD 可用來控制相關的症狀，但是這些藥物對肺功能的改善十分有限，也無法改變疾病的自然過程。甚至在長期服用口服類固醇會造成類固醇肌病變，使重症慢性阻塞性肺病患者，會使得肌肉無力與

呼吸功能降低[6]。而指引也指出，肺部復健是非藥物治療很好的方式，對 COPD 的助益包含改善運動能力、減少呼吸短促之感覺、提高生活品質、降低住院次數與天數，同時能減少相關之焦慮與憂鬱。

　　有效的肺部復健計畫至少需時六週，計畫愈長愈有效。在許多訓練計畫中，特別是一般走道步行訓練，鼓勵病人行走到症狀限制之極限（symptom-limited maximum）後休息，達到症狀限制極限的 60-80% 最大預測心跳率是很有效益的[6, 8]。然而，**這些病人年紀較大，一般需要家屬陪同到院做復健，車程往返成本與安全都會影響執行意願**。是否有一種方式，可以讓病人在家使用很容易、安全又有復健效果的方式呢？

（2）解決問題的靈感

　　有一次看到同事執行漸進式穿梭來回走路運動（Incremental Shuttle Walking Test, ISWT）之檢查，那是讓病人在 10 到 20 公尺間的距離，根據音樂的節奏來回不斷的加速走路，達到很喘或走不動的當下，以走路距離以及強度階段來評估復建後的成效[9]。這模式本身就有增加運動強度效果，如果可以把這個機制轉移到家裡，讓他有安全性、能達到有效訓練的時間比例高一些，加上使用簡單，即可以讓使用頻率增加。有哪些技術可以派上用場？

• 導引：需要音樂節奏輸出（喇叭或耳機）。
• 判斷導引：走太慢要快一些、太快需要變慢（人工智慧辦的到）。
• 走多遠：透過光學或無線感測網路可以測距（三點測距較準）。
• 有效性：需要量測心率（60-80% 最大預測心跳率）。
• 安全性：需要量測心率（超過 90% 最大預測心跳率）。
• 緊急求救：要有快速鍵。
• 使用方便：打開電源就可使用（模組放在小桶子內）。

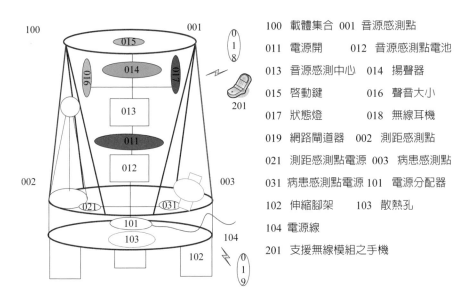

圖 9.2-1　肺部復健訓練模組與載體集合

100　載體集合　001　音源感測點
011　電源開　　012　音源感測點電池
013　音源感測中心　014　揚聲器
015　啟動鍵　　016　聲音大小
017　狀態燈　　018　無線耳機
019　網路閘道器　002　測距感測點
021　測距感測點電源　003　病患感測點
031　病患感測點電源　101　電源分配器
102　伸縮腳架　　103　散熱孔
104　電源線
201　支援無線模組之手機

　　將上述概念組合起來，我畫了圖 9.2-1 的雛型圖與圖式符號元件；載體集合像是一個桶子，本身有喇叭功能，也是一個網路感測控制中心並具有擴音效果。可以另一個網路感測（002 測距感測點）與心跳感測（003 病患感測點），而形成三點感測網路環境，除可以計算走路距離以外，也可以知道當下生理狀況，而決定導引節拍是要往上調快或往下調慢，直到病人都不動或者心跳超過設定值，系統則停止，圖 9.2-2 則為專利獲證公告圖以及使用之方法[10]。

（3）預期應用的模式

　　此技術的目的，當然是要提供遠距肺部復健使用，除了療效以外，也必須要考量到安全性。由於技術系統包含無線射頻以及肺部復建之成效，自行查詢相關規範應屬第二級醫療器材，因此，必須招募到一定的人數進行人體試驗，取得臨床前測試資料。這時候，病人使用接受度就是一個很

大的挑戰。我們開發的第一代雛型品（圖 9.2-3 左上），可以很精確量測病人走路速度與距離，但是採用心電圖貼片則容易脫落；經過修改後，第二代採用較為精準的心率平臺，雖然測距與心率之準確度大大提升，但雛型模組過於龐大（圖 9.2-3 右上），應該不會有人想要使用吧。第三代則透過手機的驅動，讓模組可以微小化便於攜帶，感覺起來已經很不錯；然而，這三代都僅能在 10 公尺間來回走路運動，除受限空間，運動也較為單調（圖 9.2-3 左下）。

　　因此，團隊已經進行了更新的設計，除取得新專利以外，也可以戴在手腕上，提供了三種運動模式的第四代雛型（圖 9.2-3 右下），此模型並提供目前全世界第一個可以進行肺功能預測的智慧手錶模型。目前，我們正進行雛型優化中，並期待對於電子醫療有興趣的廠商，可以投注進行試驗，讓此產品能儘早應用到民眾身上。

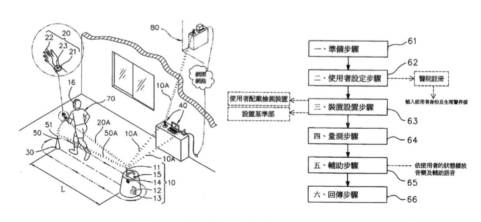

圖 9.2-2　遠端即時心復健訓練與自動監控回覆裝置及方法 [10]

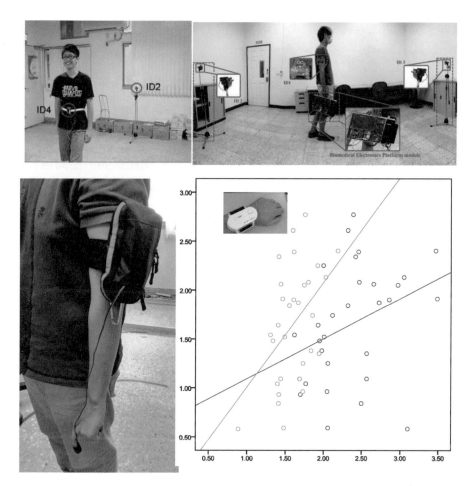

圖 9.2-3　肺部復健運動導引模組。左上與右上分別為第一代與第二代雛型；左
　　　　　下為第三代雛型；右下為第四代雛型具肺功能估測功能（綠色線與藍
　　　　　色線分別為本技術與傳統預測 FEV_1 之結果）

2. 大腸直腸癌半定量居家篩檢

（1）問題背景

　　大腸直腸癌在全球每年約有 180 萬個新個案，861,000 人死亡[11]；根

據衛生福利部癌症登記資料，2015 年國人發生大腸直腸癌人數為 15,579 人，5,687 人因此癌症而亡 [12]。若加上人口老化、不健康的飲食等條件存在，大腸癌盛行率並不容易改變。由於大腸癌從瘜肉到癌化，過程可達好幾年，透過糞便潛血檢查（Fecal Occult Blood Test, FOBT），發現糞便中看不到的微量血紅素，則可以提供早期確診，降低死亡率的效果。

美國癌症學會建議 45 歲以上民眾，每年應定期作糞便潛血篩檢 [13]。國民健康署則提供 50 歲以上至 74 歲民眾，每兩年一次的定量免疫法 FOBT 篩檢，推行成果之篩檢率為 21.4%，可降低「篩檢組」死亡風險 10% [14]；若篩檢率能達 40% 以上，則可以降低 23% 死亡率。這樣成果顯示出篩檢是有效的，但要達到如美國約 60% 的篩檢率，則仍有很大進步的空間。影響篩檢率的變數，包含採檢裝置太小造成採集不便，以及需要在 24 小時內寄出至有實驗室設備的檢驗單位作檢查，而降低篩檢意願。**如果有一個讓民眾可以就近的藥局或檢驗所可以取得之醫材，其操作簡單，且可以立即準確判讀結果者，那應該可以鼓勵 50-74 歲民眾，每隔二年與國健署補助搭配進行自費篩檢，對於偏遠地區或鮮少上醫院之民眾，也有機會進行自費篩檢，使篩檢率將大為提升。**

（2）解決問題的靈感

初始的靈感係來自於便利商店即可取得的驗孕棒，以方法係採檢後，透過肉眼判讀試紙結果，廣為民眾接受。糞便潛血篩檢若為陽性，需落實大腸鏡做追蹤與處置，這樣篩檢才有意義 [15]。陽性閾值設定較低，比較不會有漏篩的情形，但大腸鏡偽陰性變多，排程也會拉長；若設定較高，漏篩率雖高一些，但大腸鏡排程較短，比較容易進行追蹤。此外，不同濃度的潛血反應，與大腸直腸癌嚴重度有關。如果一次篩檢，可以同時呈現兩種高低閾值，那就可以按照風險等級來安排大腸鏡優先計畫 [16]。透過檢

索，可以發現國外已有居家糞便潛血體外篩檢試劑，但都是一條從 50、75、100 或 200 ng/mL 不同濃度閾值的試紙，無且需要自行滴入試劑。

透過上述文獻的檢索，我們就設定一種可以居家實施的糞便潛血體外檢測醫材，能呈現高低兩閾值結果的反應容器（分別可搭載 50 與 200 ng/mL 之試紙）。但也有人會問，那是否買兩條不同濃度試劑即可？這方法看似可行，但糞便檢體並非均勻液體，濃度較高的部分滴入第一條試劑的比例較多，因此，將無法精確反映檢體確實的濃度。此外，民眾使用可能因為桌面不平，若偏向一邊，那高的一邊就無檢體溶液可以進行反應了。

考慮這衍生的問題，或許設計出一個等量分配器，讓一份檢體下去後，可以在不同水平桌面仍可以相近的分配檢體，那就成功了。於是，按照這想法，我們逐漸完成產品雛型（圖 9.2-4）。檢體可以在採檢後，直接鎖進反應容器，並以肉眼觀察兩條反應結果。圖 9.2-4 右下反應，為潛血濃度介於 50-200 ng/mL。

如上所言，本技術目的就是為了能提升糞便潛血篩檢率，進而提供大腸癌的早期診斷。經過查詢，本產品在國內為第二等級醫療器材，需經過競爭品比對。此外，預期之產品為體外診斷醫材，查驗登記前，必須符合下列兩項要求：

• TFDA 家用體外診斷醫療器材查驗登記須知

　　主要內容包含：

　　a. 功效（敏感度、特異性與重複性）。

　　b. 非專業人員評估。

　　c. 簡單、易懂、圖示與檢驗解釋。

• 糞便潛血體外診斷醫療器材技術基準

　　主要內容包含：

　　a. 檢測範圍：潛血。

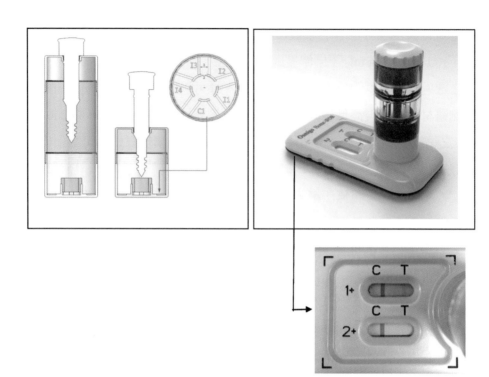

圖 9.2-4　糞便潛血反應平臺。左上圖為第一代（多軌）；右上圖為第二代（雙
　　　　　軌）。測試反應如右下圖，1+ 與 2+ 分別為 50 與 200 ng/mL 之閾值

b. 結構、規格與性能：方法、ng/mL 換算為 μg Hb/gm feces 之換算公式、步驟與結果判讀。

c. 臨床前資料：干擾、閾值、再現性、Prozone、安定性、非專業使用者操作評估。

目前此產品，正尋找資源進行臨床測試中，技術創新性包含：

a. 採樣到結果顯示，一氣呵成，無需額外滴入試劑，使用簡單。

b. 10-30 分鐘內即可完成篩檢判讀，無需寄送檢體與等候報告。

c. 以肉眼即可以判讀半定量結果，提供大腸直腸癌不同風險之結果。

3. 睡眠呼吸中止快速預測

（1）問題背景

　　睡眠呼吸中止（Obstructive Sleep Apnea, OSA）是呼吸道在睡眠時，反覆阻塞所造成。盛行率一般約為 4-9%，腎衰竭病人為 30-70%；若有不明高血壓，則高達 85%[17]。睡眠呼吸中止患者除了睡眠打呼、反覆睡眠中斷以及夜間缺氧以外，也會造成白天嗜睡、記憶力衰退跟全身性循環系統發炎，引發心血管疾病[18]，中重度睡眠呼吸中止更為嚴重。

　　標準的睡眠呼吸中止之嚴重度，需要以整夜多項生理檢查（Polysomnygraphy, PSG）作為診斷依據，並根據睡眠呼吸障礙指數（Apnea-Hypopnea Index, AHI）分為正常（<5）、輕度（5-15）、中度（15-30）以及重度（>30）[18]；但 PSG 檢查要整晚在醫院檢查室實行，候檢時間較長且較多感測線在身上（圖 4.1-2），比較不自在。攜帶型如血氧濃度或配合其他感測線，作為睡眠呼吸中止的篩檢方法雖然方便，但是仍需要整晚攜帶在身上，相當不便。**那是不是有其他完全非接觸感測的方式，可以進行快速預測中重度睡眠呼吸中止呢？**

（2）解決問題的靈感
- 預測變數的萃取：尋找已知有關的風險因子（有顯著意義者）。
- 干擾因素：有其他潛在疾病可能也會影響到預測變數。
- 預測模式：人工智慧可能更適合。
- 不適用者：預測誤差較大者（找共同特徵）。
- 試驗進行方式：以資料庫取得人體試驗同意，進行分析。

　　經由 150 位資料分析，萃取到有意義的預測變數，包含身體質量指數（BMI）、睡眠嗜睡問卷分數（ESS）以及睡前跟睡醒後之收縮血壓差

（Diff_S），這三個變數經過學習（圖 9.2-5），得到人工智慧分類的規則（圖 9.2-6），對於中重度睡眠呼吸中止之整體預測之敏感度（Sensitivity）與特異性（Specificity）分別為 75.6% 與 77.2%；同時這成果，也發表在優質期刊 IEEE Journal of Biomedical and Health Informatics[19]，並已取得國內發明專利 [20]。

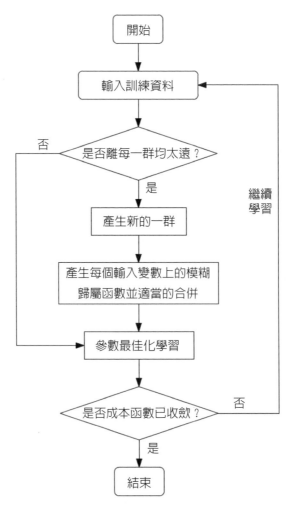

圖 9.2-5　人工智慧進行變數訓練找規則的流程圖

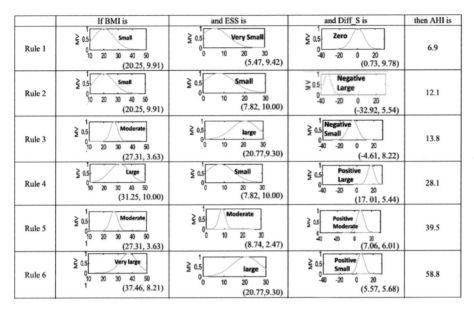

圖 9.2-6 人工智慧訓練後得到之預測規則

（3）預期應用的模式

　　重度睡眠呼吸中止卻預測爲正常，將會造成醫療疏失，研究歸納幾個這類誤差是呼吸道結構狹窄但本身不肥胖的病人。此外，因爲血壓差是一個預測變數，採用此模式必須留意影響血壓之變化因素，如本身有服用降血壓藥、安眠藥，或者患有糖尿病跟腎臟疾病等等。使用本預測模式，需要排除上述特徵，以降低預測錯誤率。

　　這麼方便的方式，應該可適用於篩檢與健康管理；在儀器部分，**可以將演算法植入身高體重計或血壓計；用於健康檢查，則可以將攜帶型血壓計配合包裹郵寄，讓客戶在收到包裹後進行量測，健檢當日即可以得到快速篩檢之結果**（圖 9.2-7）。

　　然本技術爲「醫用軟體分類分級參考指引」之第二等級，且需要依

「人工智慧／機器學習技術之醫療器材軟體查驗登記技術指引」辦理查驗登記。因此，仍需要由廠商進行送件。

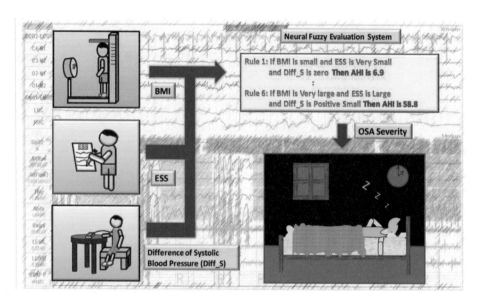

圖 9.2-7　快速評估中重度睡眠呼吸中止之方法

9.3 環境資源議題的案例

　　上述是介紹有關在臨床創新的分享，可以由工作上找到靈感以及解決的手段；然而，也有很多題材是從一般日常生活所觸發。

1. 室內空氣汙染的解決方案

（1）問題背景

　　有一回搭公車的時候，上來了一位香水味很重的女士；因為我的耐受性較低，且未戴口罩，是有點想要擊破車窗呼吸的衝動，無奈之餘，只好

選最近一站下車。從那次之後，屢屢搭車都在想這一件事情，**是否有辦法降低在公車上這類味道的濃度**？

（2）解決問題的靈感

空氣汙染目前已被證實會造成氣喘的發作、慢性阻塞性肺疾的惡化，以及肺癌與心臟跟免疫疾病等的發生。這些空氣汙染源之有害物質，包含細懸浮微粒、二氧化氮、二氧化硫、甲醛、一氧化碳等等。一般人大多以為這些有害物質係來自於工廠（固定汙染源）或汽機車引擎排放（移動汙染源），選擇處置的方法是緊閉窗戶或開啟空氣過濾機。然而，因為陽光照射牆面或者建材、家具的溶劑，以及印表機、燒香、拜拜或清洗劑等等，也會有不少的有害物質釋出；此時，若緊閉窗戶就產生「病態大樓症候群（Sick Building Syndrome）」的風險[21]，對於人體健康會造成更多的傷害。然而若空氣品質是好的，卻一味的開啟空氣濾淨機，那可能也是種電源的浪費。因此，**找到有害氣體的汙染源頭，給予正確的排除，成為基本的解決信念**。這些問題包含：

• 如何知道哪一類氣體濃度已達有害人體？

• 如何知道氣體來自於屋內或戶外？

• 居家、醫院、學校與百貨公司等室內，是否也可以納入？

當進行查詢的時候，即可以發現在 2011 年即公告了《室內空氣品質管理法》[22]，明訂大專校院、圖書館、博物館、美術館、補習班、醫事機構、金融機構、運動商場、市場、大眾運輸工具等等，應符合室內空氣品質標準。2012 年也發布了「室內空氣品質標準」[23]；有了這樣的依據，我們便瞄準了公告的汙染源，如二氧化碳（CO_2）、一氧化碳（CO），與 PM2.5 等等。

接著，我們將這些物質濃度進行分類並設定危害等級，在何種濃度

底下是安全 [L]，哪種濃度有健康之虞 [M]，哪種濃度待幾分鐘可能致命 [H]，這樣進行室內氣體的感測，便有客觀的依據。針對開發過程的問題，我們假設讓感測訊號數位化，透過無線感測網路以及人工智慧判斷（本書第五章），就達到對應的排除方法。

　　無線感測結點可以在室內與戶外都進行對稱的擺設，當室內濃度超過一定標準，如 CO > 10 ppm 或 PM2.5 > 15 ppm，室內感測器透過機制喚醒戶外並比對高低，即可以追蹤汙染源來自室內或戶外（圖 9.2-8）。假使

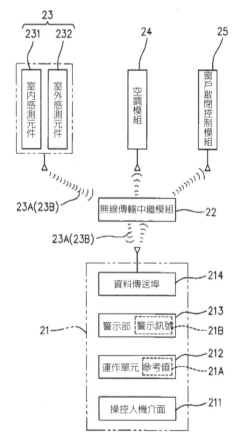

圖 9.2-8　室內空氣汙染源之追蹤與調控的方法 [24]

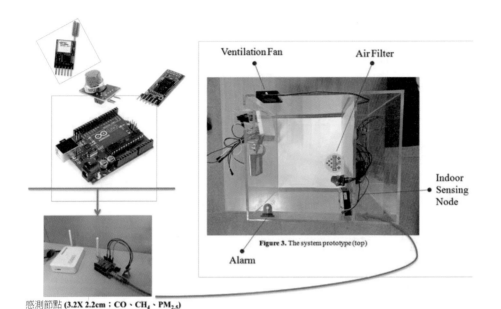

感測節點 **(3.2X 2.2cm；CO、CH₄、PM$_{2.5}$)**

圖 9.2-9　室內空氣汙染源之追蹤實驗

來自於室內，則啟動開窗，甚至進行啟動空氣濾淨機或抽風；若來自於戶外，則建議關窗，並且啟動空氣濾淨機等等。由於感測種類、濃度危害等級、排除的判斷類型之組合，以及居家、大型場所等不同情境，建立了大約 1,000 條的判斷法則，經由 20,000 筆的隨機濃度測試，排除手段之準確度達 97.9%。

（3）預期應用的模式

　　這樣的模式，當然可以自行建立一套系統；然而，空氣濾淨機在市面上就已流行很久，且有一定市占率。因此，預期的應用模式，是結合現有空氣濾淨機廠商，以我們追蹤與調控的方法，達到該啟則啟的最佳模式，讓現有的空氣濾淨機廠商更為加值。

參考文獻

1. 敏君，遇見徐志摩——風往哪裡吹。五南出版社。2016。

2. 徐志摩，偶然。晨報副刊‧詩鐫。1926。

3. Hayley C. Cuccinello, Ariel Shapiro. World's Highest-Paid Authors 2019: J.K. Rowling Back On Top With $92 Million. 2019. Available at: https://www.forbes.com/sites. Accessed 8 March, 2021.

4. 哈利波特的創作靈感來源及相似作品，Available at: https://zh.wikipedia.org/wiki. Accessed 8 March, 2021.

5. 四億元，成大創下臺灣技轉金新紀錄，張明熙教授研發骨質疏鬆新藥，技轉歐洲第二大藥廠諾和諾德。Available at: https://web.ncku.edu.tw/p/404-1000-92885.php?Lang=zh-tw . Accessed 8 March, 2021.

6. 臺灣胸腔暨重症加護醫學會，慢性阻塞性肺病診治指引。2014。

7. Chronic respiratory diseases.Available at: https://www.who.int/respiratory/copd/burden/en. Accessed 30 June, 2020.

8. Keteyian SJ, Isaac D, Thadani U, et al. Safety of symptom-limited cardiopulmonary exercise testing in patients with chronic heart failure due to severe left ventricular systolic dysfunction. Am Heart J. 2009;158(4 Suppl):S72-S77.

9. Pepera G, McAllister J, Sandercock G. Long-term reliability of the incremental shuttle walking test in clinically stable cardiovascular disease patients. Physiotherapy. 2010 Sep; 96(3): 222-7.

10. 吳明峰、溫志煜、許正園、王經篤。遠端即時心肺復健訓練與自動監控回覆裝置及方法，中華民國發明專利，第I368494號，2012。

11. Finlay A Macrae. Colorectal cancer: Epidemiology, risk factors, and

protective factors. 2020. Available at: https://www.uptodate.com/contents/ colorectal-cancer-epidemiology-risk-factors-and-protective-factors. Accessed 30 June, 2020.

12. Taiwan cancer registry. 2017. Available at: http://tcr.cph.ntu.edu.tw/main. php?PageZA1. Accessed 11 September ,2020.

13. American Cancer Society. Colorectal Cancer Facts & Figures 2020-2022. Atlanta: American Cancer Society; 2020.

14. 衛生福利部國民健康署，臺灣經驗獨步全球，證實大規模糞便潛血 檢查，有效降低死亡風險。2015。Available at: https://www.hpa.gov.tw/ Pages/Detail.aspx?nodeid=1135&pid=2937. Accessed 8 September ,2020.

15. Wilschut JA, Habbema JD, van Leerdam ME, Hol L, Lansdorp-Vogelaar I, Kuipers EJ, van Ballegooijen M. Fecal occult blood testing when colonoscopy capacity is limited. J Natl Cancer Inst. 2011 Dec 7;103(23):1741-51.

16. Kovarova JT et al., Improvements in colorectal cancer screening programmes - quantitative immunochemical faecal occult blood testing - how to set the cut-off for a particular population. Biomed Pap Med Fac Univ Palacky Olomouc Czech Repub. 2012 Jun;156(2):143-50.

17. Ho ML, Brass SD. Obstructive sleep apnea. Neurol Int. 2011;3(3):e15.

18. Patil SP, Ayappa IA, Caples SM, Kimoff RJ, Patel SR, Harrod CG. Treatment of adult obstructive sleep apnea with positive airway pressure: An American Academy of Sleep Medicine Clinical Practice Guideline. J Clin Sleep Med. 2019;15(2):335-343.

19. Ming-Feng Wu, Weu-Chang Huang, Chia-Feng Juang, Kai-Ming Chang, Chih-Yu Wen, Yu-Hsuan Chen, Ching-Yi Lin, Yi-Chan Chen, and Ching- Cheng Lin, "A new method for self-estimation of the severity of obstructive

sleep apnea using easily available measurements and neural fuzzy evaluation system", IEEE Journal of Biomedical and Health Informatics, vol. 21, no. 6, pp. 1524-1532, November 2017.

20. 吳明峰、莊家峰、黃偉彰、溫志煜、張開明。快速評估中重度睡眠呼吸中止之方法，中華民國發明專利，第I642025號，2018。

21. 謝明玲。病大樓—員工的慢性殺手。天下雜誌，2011，第346期。

22. 室內空氣品質管理法。2011。

23. 室內空氣品質標準。2012。

24. 吳明峰、溫志煜。室內空氣汙染源之追蹤與調控的方法，中華民國發明專利，第I555953號，2019。

第十章 從點子到專利申請的練習

本書前面章節介紹了不同具體化目標的要件以及範例，然而，點子可能來自於工作，也可能源自於生活並不一定。如果冒出來的點子，目標是朝著專利發展，那麼在本章節的假設情境下，您要評估哪些因素來作下一步的決定呢？就讓我們一起來作個練習！

——吳明峰

10.1 來自於學術研究成果的結論

　　某醫檢師的研究證實了「微量尿蛋白濃度與早期糖尿病具有相關性」。

• 請問：這研究成果適合申請專利嗎？

• 思考面向：

　[1] 專利要件的確認：進步性、新穎性與產業利用性是三大要件。若微量尿蛋白可以用來篩檢沒有症狀的早期糖尿病，那當然是有產業價值；至於新穎性，則需要進行檢索，無論是 google 或者專利資料庫，甚至是碩博士論文都要進行檢索，如果沒有那就太棒了。那如果有類似的技術，就把說明書打開，檢視進步性的內容。很常遇到的一個現象，就是這研究成果已投研討會或者期刊而公開，這時候，必須於優惠期（國內為 12 個月）前能夠送件[1]。

　[2] 申請哪些國家：專利的目的是要能落地應用，因此，發明人或創作人要能確認這方法最有機會用在哪地區？法規認證有哪些？是否容易取得？很現實的是，許多學研單位補助申請，係以國內為主，然而國內市場較小，若評估具有國外潛力，則可以先申請國內，並於 12 個月內，以國內優先權考量申請其他地區[2]。

10.2 採用跨領域的知識

　　某組長喜歡種花，然而有一次他預計要去南部渡假幾天，擔心陽臺上的 30 幾個盆栽可能乾燥而死掉；因此，他想設計一個「微量自動點水系統」。

• 請問：他該怎樣開始呢？這設計適合申請專利嗎？

- 思考面向：

[1] 系統組成：「微量自動點水系統」目的在植物需要水的時候，在盆栽上向根部噴少許的水，讓植物可以行光合作用繼續存活。這系統牽涉到土壤環境溼度狀態、判斷、馬達、水閥控制器、計時器以及儲水槽等等材料。簡單的方式就是設定每隔幾小時，偵測溼度多少以下，啟動馬達澆水幾秒後關閉。若要細緻一點，則可以透過感測溼度的低、中、高，來回饋水閥控制器的大、中與小之人工智慧的方法（本書第五章）。

[2] 專利要件的確認：如上一個練習範例，他必須先進行專利檢索，如果此系統有精準灑水的效果，比現有技術來的省水，那也是值得申請。由於，系統都是採用元件結構組成，適合申請新型專利；此外，本技術跟他醫學專長並無關聯，且在家利用自己的資源完成，因此，可以向單位報備申請人為他本人[3]。

10.3 核駁的輔助判斷之練習

發明專利申請過程必須經過實地審查，有很大機會收到一份「審查意見通知函」，請於文到次日起 2 個月內提出申復說明。

- 請問：該如何採取對策呢？
- 思考面向：

[1] 交給事務所：一般事務所接到通知函，會進行分析並給予客戶建議，包含如提出申復並修正（縮小專利範圍）、同意放棄本申請案或其他作法等等。然而，審查委員提的引證描述是否如委員所理解，或者事務所分析之技術特徵並不全然是對的。

[2] 先閱讀引證與公文：建議是一定要做的！雖然會花很多時間，但至

少可以知道先前技術是如何呈現、審查委員又如何認知申請案不符專利法之何者要件？舉例來說，圖 10.3-1 為某一審查意見之通知函第一頁與第 7 點，委員共檢索到 4 個引證，並以不符專利法第 22 條第 2 項之規定來說明。

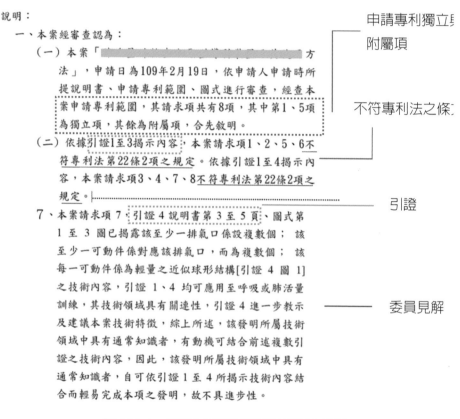

說明：
一、本案經審查認為：
　（一）本案「▇▇▇▇▇▇▇▇▇▇▇▇▇▇▇▇▇」方法」，申請日為109年2月19日，依申請人申請時所提說明書、申請專利範圍、圖式進行審查，經查本案申請專利範圍，其請求項共有8項，其中第1、5項為獨立項，其餘為附屬項，合先敘明。

申請專利獨立項

附屬項

　（二）依據引證1至3揭示內容，本案請求項1、2、5、6不符專利法第22條2項之規定。依據引證1至4揭示內容，本案請求項3、4、7、8不符專利法第22條2項之規定。

不符專利法之條文

7、本案請求項7，引證4說明書第3至5頁、圖式第1至3圖已揭露該至少一排氣口係設複數個；該至少一可動件係對應該排氣口，而為複數個；該每一可動件係為輕量之近似球形結構[引證4圖1]之技術內容，引證1、4均可應用至呼吸或肺活量訓練，其技術領域具有關連性，引證4進一步教示及建議本案技術特徵，綜上所述，該發明所屬技術領域中具有通常知識者，有動機可結合前述複數引證之技術內容，因此，該發明所屬技術領域中具有通常知識者，自可依引證1至4所揭示技術內容結合而輕易完成本項之發明，故不具進步性。

引證

委員見解

圖 10.3-1　發明專利審查意見通知函之範例

專利法第 22 條第 2 項之規定[3]：「發明雖無前項各款所列情事，但為其所屬技術領域中具有通常知識者，依申請前之先前技術所能輕易完成時，仍不得取得發明專利」。委員採用引證並認定申請之專

利是由引證可以輕易完成，但仔細看引證之技術內容，是藉由吸氣與吹氣阻力來練習肺部功能，而申請案是不能有阻力，得以讓病人吹氣以作爲檢查之導引；此外，吹氣會有明顯高於系統外的體溫而產生霧氣，先前技術採用封閉的系統，將無法達成吹氣的檢查導引效果。因此，透過本書第三章的輔助判斷，可以確認「申請專利之發明對照先前技術具有無法預期之功效」。

[3] 其他作法：事務所原先也同意委員意見，有意限縮專利範圍；然而，透過「先閱讀引證與公文」，把我們知道的作說明以及進行引證比較，再經由事務所修改後作申復，就取得發明專利證書。

10.4 採取放棄的決定

「微量自動點水系統」是前一節的說明範例，我們替他來檢索一下先前技術。

- 請問：該如何檢索呢？
- 思考面向：

[1] 由 TIPO 進行關鍵字檢索：以關鍵字「微量自動點水系統」，發現並沒有任何前案，這時候並不用太開心。因爲「自動灑水系統」也可能有同樣的技術特徵，果不其然，在 2017 年即有「自動檢測土壤水含量之自動灑水系統」[4] 發表，且內容與技術都更明確。

[2] 作決定：本書 5.4 節提供了專利檢索，本處僅用最簡單的方式即可以找到前案。因此，申請案並無新穎性也無進步性，採取放棄申請是個明智選擇。

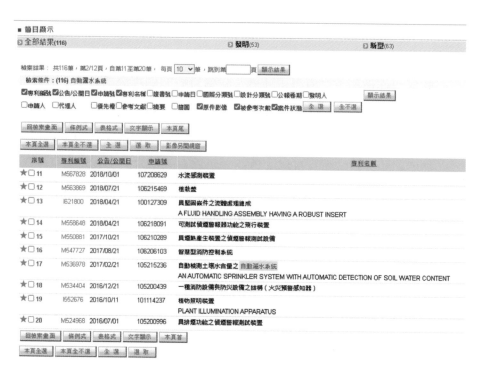

圖 10.4-1　檢索範例（2021.04.03）

重點整理

• 任何階段產生的點子，只要符合要件都可以申請專利。

• 申請專利過程遇到審查意見不同意專利進步性或新穎性，建議要逐項閱讀公為與引證，才能做出較妥善的決定。

參考文獻

1. 葉雲卿。優惠期制度迷思 —— 最後救濟之手段。北美智權報，2017，第198期。

2. 經濟部智慧財產局。何謂國內優先權？2014。Available at: https://topic.tipo.gov.tw/patents-tw/cp-783-872080-e0590-101.html. Accessed 8 September, 2020.

3. 專利法，2019。

4. 歐陽昌義、莊承穎。自動檢測土壤水含量之自動灑水系統。中華民國新型專利，第M536978號，2017。

索引

英文索引

國家圖書館出版品預行編目資料

臨床創新：從點子到創新具體化的第一本書/
吳明峰,吳杰亮,沈祖望,林世永,莊家峰,溫
志煜著.--初版.--臺北市:五南圖書出版股
份有限公司,2021.11
　　面；　　公分.

ISBN 978-626-317-255-5（平裝）

1.健康醫療業 2.產業發展

410.1655　　　　　　　110016295

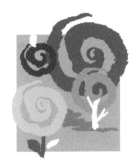

5J0C

臨床創新
——從點子到創新具體化的第一本書

作　　者 — 吳明峰（60.8）、吳杰亮、沈祖望、林世永
　　　　　　莊家峰、溫志煜

發 行 人 — 楊榮川

總 經 理 — 楊士清

總 編 輯 — 楊秀麗

副總編輯 — 王俐文

責任編輯 — 金明芬

封面設計 — 王麗娟

出 版 者 — 五南圖書出版股份有限公司

地　　址：106台北市大安區和平東路二段339號4樓

電　　話：(02)2705-5066　　傳　　真：(02)2706-6100

網　　址：https://www.wunan.com.tw

電子郵件：wunan@wunan.com.tw

劃撥帳號：01068953

戶　　名：五南圖書出版股份有限公司

法律顧問　林勝安律師事務所　林勝安律師

出版日期　2021年11月初版一刷

定　　價　新臺幣480元

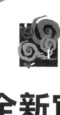

經典永恆・名著常在

五十週年的獻禮——經典名著文庫

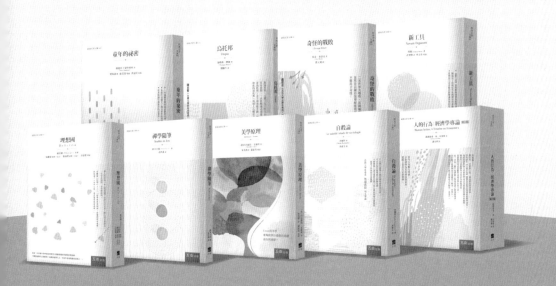

五南，五十年了，半個世紀，人生旅程的一大半，走過來了。

思索著，邁向百年的未來歷程，能為知識界、文化學術界作些什麼？

在速食文化的生態下，有什麼值得讓人雋永品味的？

歷代經典・當今名著，經過時間的洗禮，千錘百鍊，流傳至今，光芒耀人；

不僅使我們能領悟前人的智慧，同時也增深加廣我們思考的深度與視野。

我們決心投入巨資，有計畫的系統梳選，成立「經典名著文庫」，

希望收入古今中外思想性的、充滿睿智與獨見的經典、名著。

這是一項理想性的、永續性的巨大出版工程。

不在意讀者的眾寡，只考慮它的學術價值，力求完整展現先哲思想的軌跡；

為知識界開啟一片智慧之窗，營造一座百花綻放的世界文明公園，

任君遨遊、取菁吸蜜、嘉惠學子！